中医药院校特色通识教育读本

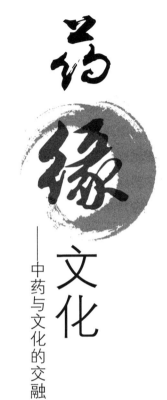

药缘文化

——中药与文化的交融

杨柏灿 主编

中国中医药出版社
·北 京·

图书在版编目（CIP）数据

药缘文化：中药与文化的交融/杨柏灿主编．—北京：中国中医药出版社，2014.10（2019.10重印）
（中医药院校特色通识教育读本）
ISBN 978-7-5132-2052-1

Ⅰ．①药… Ⅱ．①杨… Ⅲ．①中药学 Ⅳ．①R28

中国版本图书馆CIP数据核字（2014）第219901号

中国中医药出版社出版
北京经济技术开发区科创十三街31号院二区8号楼
邮政编码 100176
传真 010 64405750
河北省武强县画业有限责任公司印刷
各地新华书店经销

*

开本 710×1000 1/16 印张 16.75 字数 219千字
2014年10月第1版 2019年10月第4次印刷
书号 ISBN 978-7-5132-2052-1

*

定价 49.00元
网址 www.cptcm.com

如有印装质量问题请与本社出版部调换（010 64405510）
版权专有 侵权必究
社长热线 010 64405720
购书热线 010 64065415 010 64065413
微信服务号 zgzyycbs
书店网址 csln.net/qksd/
官方微博 http://e.weibo.com/cptcm
淘宝天猫网址 http://zgzyycbs.tmall.com

《中医药院校特色通识教育读本》编审委员会

主　　　任	严世芸（上海中医药大学）
	王　键（安徽中医药大学）
常务副主任	胡鸿毅（上海中医药大学）
委　　　员	（按姓氏笔画排序）
	马铁明（辽宁中医药大学）
	王　飞（成都中医药大学）
	王国辰（中国中医药出版社）
	文　庠（南京中医药大学）
	田岳凤（山西中医学院）
	刘平安（湖南中医药大学）
	杨天仁（黑龙江中医药大学）
	李　勇（成都中医药大学）
	来平凡（浙江中医药大学）
	应小雄（上海科学技术出版社）
	陈建南（广州中医药大学）
	周桂桐（天津中医药大学）
	郝东明（长春中医药大学）
	唐梅文（广西中医药大学）
	唐德才（南京中医药大学）
	梁沛华（广州中医药大学）
	蒋希成（黑龙江中医药大学）
	翟双庆（北京中医药大学）
	滕佳林（山东中医药大学）
秘　　　书	何文忠（上海中医药大学）
	储全根（安徽中医药大学）

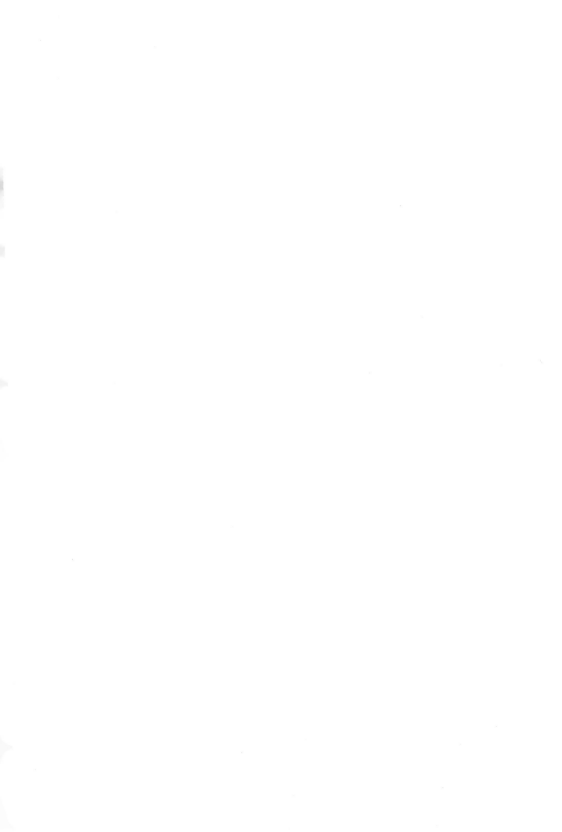

药缘文化
——中药与文化的交融

编委会

主　编

杨柏灿

副主编

祝建龙　李颖慧

编　委

（以姓氏笔画为序）

王清亮　刘尽美　杨熠文
张冬钰　姚天文　蒋小贝

总前言

《中医药院校特色通识教育读本》是由上海中医药大学联合安徽中医药大学作为发起单位,依托全国中医药高等教育学会教学管理研究会及教育科学研究会这一平台,吸纳相关中医药院校的专家共同完成。本系列读本首套出版7种,以后将逐步推出后续读本。

通识教育(博雅教育)的目的在于造就博学多识、通权达变、通情达理、眼光长远且兼备多种才能与优美情感的人才,属于高层次的文明教育和完备的人性教育。其核心在培养健全的"人",其实质就是对自由与人文传统的继承。医乃仁术,更是人学。培养必要的文化基础、良好的科学素养是培养卓越中医药人才的关键,也是目前院校教育亟待加强的薄弱环节。诸如"夫医者须上知天文,下知地理,中通人事""博极医源,精勤不倦""发皇古义,融会新知""将赡才力,务在博见"等古训所言之意正是如此。因此,有必要从中医药人才职业发展特点出发,从优秀民族文化的独特视角,挖掘中医药文化的内核,帮助学生在成长过程中学会不断反思,唤醒其积极美好的"慧根",真正静心思考生命的价值,从而最终达到个人发展、人格完善与职业终极目标的有机统一。

本系列读本围绕通识教育特点,以体现中医药院校学科特色为宗旨,立足中医药学科内涵规律及其独特的"审美"维度,在主题选取上既重视传统治学中有价值的瑰宝,又广泛涉及文学、历史、哲学和社会科学、自然科学基础等各个领域，努力做到传统与现代、东方与西方、人文社会学与医学科学等诸多因素的协调融合，从经史子集、古今中医名家的诗词书画著作赏析、人与社会的关系、现代科技发展动态等几个维度出发，满足读者获取知识、提高素养的要求。读本在语言风格上力求雅俗共赏、饱含情趣、详于叙事、略于说明，体现"学习尽在其中、情怀尽在其中，故事尽在其中"的写作特色。

令人感动的是，严世芸教授、王键教授等中医教育大家怀着对中医药事业的强烈使命感亲自坐镇策划，同时，各位作者在繁忙的教学和科研工作之余，仍以一腔热情，组成跨校、跨学科的共同体，潜心投入读本编写之中。首套读本的编写历时两年余，期间召集各类研讨活动多达二十余次，其编写过程本身就创造了一次次沉淀学术、积极思辨、凝练共识的机会。在此，对各位前辈和同道致以崇高的敬意。

期待通过读本写作这一纽带，引发大家对中医药教育和医学事业的深度思考，尤其希望获得各位读者的学习心得和智慧贡献，以致教学相长、共同进步。

上海中医药大学副校长　**胡鸿毅**
全国中医药高等教育学会常务理事、教学管理研究会理事长
2014 年 9 月

高 序

医海钩沉辟蹊径　中药文化两相融

我与杨柏灿教授初识于2007年的中华中医药学会中药基础理论分会的成立大会上，以后每年因学会年会、写书编委会等都有几次见面机会。虽然与杨教授的交往不深，但他的热情为人、对中医药事业的挚爱与钻研、严谨认真的治学态度都给我留下了深刻的印象。在今年年初的"2015年版《中华人民共和国药典临床用药须知》编委会"上，杨教授告诉我他正在编写一本关于中药与文化交融的通识读本，我当时既感此书的编写非常有意义，又觉编写难度颇高，因涉及的领域已经远超中医药本身，我对杨教授会从什么角度出发、具体如何撰写心头存疑。

时过仅仅半年，杨教授带领一帮青年才俊已经完成书稿！当我收到此书的电子版，便被书名《药缘文化——中药与文化的交融》所吸引，脑海中仿若浮现出一幅长卷：既有青苔斑驳的厚重历史，又有色彩斑斓的和谐包容。这正是中国背景下"药"与"文化"的共同特质：纵览，历史悠久；横观，丰富异常！

当我读到书的目录、书的内容，我越发感到兴奋和欣慰。读罢此书，感到读者们不仅可以从书中学习到百余种常见中药的药性功用，而且能通过这些中药背后的故事了解它们的文化属性，从而更深地理解与认同我们中国人自己的文化，记住并爱上我们的中药，心悦诚服地接纳我们的中药与中医！

全书巧妙地将"文化"这一宏大的概念拆分为五部分，分别从食（饮食）、俗（民俗）、字（汉字）、文（文学）、道（哲学）五个方面诠释描摹、层层推进，力求系统地概括文化的含义、展示文化的内容，让文化这一概念具体、通俗而贴近百姓生活，并自然融入上百种中药专业知识的讲解，可谓是一创举！

中国自古有"潜移默化"之说。其实，广义的文化，不正是一种思想上、行为上深入人心的雅俗共赏与潜移默化吗？文化的"化"，正是易风俗、化人心！这种易与化，不是疾风骤雨，而是和风细雨，如空气，如水，不着痕迹，却又无处不在，影响着每个中国人的生活和心灵！而这种潜移默化，也是中药的一大特色，是中药与文化缘分的渊薮。

药食同源，这个药不是指我们现在经常吃的药片或胶囊，而是生长于自然，取用于自然的中药！你可以走进家里的厨房看看，葱、姜、蒜、各色香料……有哪一样不是中药呢？水煎，火炙……又有哪一样不是中药的使用方法呢？药可为食，食可为药，关键是看使用的人对药与食的理解！

约定俗成，是另一种对于"文化"含义的解释，这当中的关键在于一个"俗"字！俗，是习俗，是风俗，是民俗，是一种平易近人的中庸质朴。当这种"俗"历经时间的考验，逐渐形成自己国家的特色，并被作为一种生活中优秀的习惯和传统延续下来时，我们会惊喜地发现，节日节气里的仪式和用品，与女性密切相关的胎产哺乳及美容美甲，乃至近些年回归与流行起来的香道文化，都须臾莫能离开中药！

语言文字，文学作品，哲学思想……这些看似阳春白雪、乏知音而和寡的创造，其实何尝不是高于生活却又来源于生活？文化的"文"，本义也恰恰是要"修文以化人心"。不过读者可能万万不会想到，自古修文的儒者雅客，兼修医药者比比皆是、不胜枚举！这难道只是一种巧合吗？我想不是。医学和文学，曾经都被称作"人学"，我想根本的原因正在于此，只是医学更偏重人的身体，文学更偏重人的精神罢了。但作为人，精神和身体又怎能分离？这样看来，中药不仅与文化"有缘"，中药本身就饱含着深切的人文关怀与人文情感，是构成广义文化的一部分。从某种意义上讲，中药，也是文化！

杨柏灿教授是1977年恢复高考后进入中医院校的首批大学生，与中医中药结下了不解之缘。一路走来，在长达三十余年的中医药生涯中，杨教授始终从事中医药的医疗、教学、科研与科普工作，教书育人、著书立说、探索求知、造福患者，既是中医药的卫道士又是中医药的布道者。杨教授勤学善思，随着对中医药认识的深入，他越来越意识到有着悠久的历史、根植于中华大地的中医药蕴含着深厚的中国传统文化的底蕴，要真正了解、理解、应用中医药，就必须站在文化的高度，从文化的多元性聚焦、解读中医药。因此，在其潜心从事中医药工作以外，近些年来也醉心于涉猎文化领域。此书编写与出版后，不仅是一本交叉于中药学与文化研究的通俗读本，也是引导他的学生们、中医药爱好者们学好中药、用好中药的一本读物。可以说此书凝聚着杨教授宝贵的心血和对中药的热爱与感悟。

值此书付梓之际，谨以此序表示衷心的祝贺！

愿《药缘文化——中药与文化的交融》拥有更多的读者！

北京中医药大学 高学敏

2014 年 9 月 16 日

前　言

中医药在我国有着悠久的历史，为中华民族的繁衍昌盛作出了不可磨灭的贡献，更是当代社会广泛关注的热点。《药缘文化——中药与文化的交融》作为一本传播中医药知识的通识读物，期望为大家呈现出一幅文化与中药相互交融的画卷，充分展现中医药所蕴藏着的中国传统文化的魅力。

对于"中医药文化"的定义，仁者见仁，智者见智。我们通过阐述中药与中华饮食、民俗、汉字、文学、哲学五个方面的关联，来通俗易懂地诠释中药中所蕴含的文化内涵。

宋朝时，广州府通判杨立之好食一种名叫鹧鸪的鸟。一次，他突患咽痛并生疮红肿，溃破化脓，乃至影响寝食。他先后看了多个医生，都认为是咽喉热毒引起的喉痛而用大剂量的苦寒清热解毒药，但都无疗效。于是杨立之请来当时的名医杨吉老诊治。杨吉老仔细询问诊察病情后说："这病很特殊，但治疗并不困难，要先吃生姜一斤，再看是否还需要服药，若非如此，恐治不好。"杨吉老走后，杨立之的儿子不解道："咽喉溃破流脓，疼痛难忍，怎么还能吃生姜？"但杨立之为病痛所折磨，别无选择，且对杨吉老的医术深信不疑，抱着将信将疑的态度，先吃了两片生姜，结果非但不觉得生姜辛辣，反而感到姜味甘甜，再吃则更觉香甜。几天后，杨立之吃了近半斤生姜，咽痛渐渐减轻，等到吃完一斤生姜，他才刚刚感觉到姜味的辛辣，而此时其咽喉肿痛已消除，食用米粥也畅通无碍了。大喜之下，杨立之到杨吉老府上，既表酬谢又询问其中原委以解困惑。杨吉老解释说："你在南方做官，平时喜食鹧鸪，鹧鸪好吃半夏，时间长了必定中毒，侵入咽喉，故发此病。生姜专解半夏之毒，故用生姜治疗才对症。如今你所中的毒已被清除，不用再吃别的药了。"杨立之听后恍然大悟，自此以后就十分注意控制饮食，不再随便偏食。

我们仔细品味这个故事，会发现中药与文化的交融充分体现在故事的每一个细节之中。

1. 文学与中药　这个故事出自《夷坚志》，作者洪迈（1123—1202）曾是南宋时期的官家子弟，自己也曾为官，更是一位文学家。他学识渊博、著作繁多，《夷坚志》就是他所编撰的一部志怪笔记小说。此书以小说的形式记录了南宋时期的百姓生活、民俗风情、伦理道德、宗教文化等内容，是南宋社会的一面镜子，为后世提供了丰富的史料。

2. 饮食与中药　广东人以喜食、善食、敢食、精食著称，飞禽走兽皆可成为盘中餐，鹧鸪就是广东人很喜欢吃的一种小鸟。鹧鸪又称越雉、怀南，是一种杂食动物，喜欢吃蚱蜢、蚂蚁等昆虫，亦吃野生果实、杂草种子和植物的嫩芽等，半夏也是它的食物之一。鹧鸪本身即是一味中药，有营养、滋补、保健等功效，《本草纲目》中曾有"鹧鸪补五脏、益心力"的说法。另一方面，生姜是一味药食两用品，既可作为食品佐剂，也可作为中药用于疾病的治疗。杨吉老就是通过生姜解药毒的作用，来治疗杨立之因为过食鹧鸪而中半夏之毒引起的喉痈。由此可见，药物与食物同源于自然界，受到自然界各种因素的影响，都具有相应的性能和功用。用之得当，对人体有益，不当则反为其害。

3. 哲学与中药　中药理论包含很多古代哲学思想的成分，包括天人相应观、辩证法和中庸之道等，其核心就是人与自然的和谐统一。自然界的任何变化都会直接或间接地作用于人体，影响到人体。中医诊治疾病的思辨过程讲究因时、因地、因人制宜，要能够透过现象看本质。从上述故事中可以看出，一般治疗喉痈都以清热解毒之药为主，但本案的治疗则完全不同。在这个医案中，患者的咽疾并非是热毒壅积所致，而是患者杨立之身处南方，喜食鹧鸪，而鹧鸪常食有毒的生半夏，体内必附生半夏的毒性，久食鹧鸪则中半夏之毒引起咽痛溃烂。杨吉老知常达变，透过现象看本质，抓住病因，大胆投以辛热解毒的生姜而一举奏效。其高明之处就在于把握住了"三因"的治疗原则，顺天应时，因人而异，自然药到病除。

不仅如此，其所用药物也体现了药物与药物之间相互制约平衡的规律。所谓"天生一物降一物"，有春生夏长，则必有秋收冬藏。以生物界有名的"金三角"为例：蜈蚣的天敌是青蛙，青蛙畏惧蛇的存在，而蛇对蜈蚣的毒性却又畏惧三分。倘若将这三种生物聚在一起，它们往往相安无事。半夏和生姜也同样存在着这种制约平衡的关系：半夏是一味临床常用中药，但具有一定的毒性，对黏膜有刺激，可引起口舌咽喉痒痛麻木、声音嘶哑、言语不清、流涎、恶心呕吐等，而生姜能解除生半夏的毒性。这种现象属于中药配伍中的"相畏"关系，即"半夏畏生姜"（又称"相杀"配伍，即生姜能解除生半夏的毒性，称为"生姜杀半夏"）。这样一种顺应自然、天人合一的古代哲学思想活泼、朴素而实用，它源于我们祖先的生活智慧，既高度概括和凝练，又能为人们所用，指导人们的日常生活，渗透于包括中医药在内的传统文化的方方面面。

此外，这个小故事也反映出一些民俗、社会风情等方面的内容。

一则普通的小故事，却包含着如此丰富的中医药与传统文化关联的内容，这似乎在提示我们，其实生活中很多看似平常的事情，往往蕴涵着无穷的智慧，只是我们已经习以为常，未加关注罢了。

细细想来，其实每个中国人应该都与我们的中药有着一种缘分。如果你爱喝茶，它或许就藏在你爱饮的茶水中；如果你对方块字情有独钟，那它就隐含在中药名的智慧中；如果你喜好吟诗作对，那古人通过中药名所寄托的情感，你是否感受到了呢？其实，中药的应用不仅仅在我们罹患疾病时，还体现在我们的传统佳节甚至一日三餐中。所以，中药离我们并不遥远。期望本书可以为您导航，释疑解惑，向大家开辟出一条"药缘"之路。

"药缘之旅"共设五站：饮食、民俗、汉字、文学和哲学。从最贴近百姓生活的饮食开始，步步深入，最后到达形而上的哲学与人类思想。在这趟旅途中，我们力求用通俗易懂的语言向读者介绍中药，努力让大家领略到每一站最美的风光！

始发站是食缘中药。在"民以食为天"的国度里，美食在人们的心目中有着不可替代的位置。从主食到菜肴，从汤羹到茶酒，从果品到零食，无一不与中药密切相联，食缘篇能让你充分感受到药食同源的中华药食文化。

第二站是药缘民俗。从古至今，人们渐渐积累形成了一些约定俗成的习惯，如春节贴桃符、端午挂艾叶、冬至进补膏方，等等。但在习惯成自然后，人们往往忽略其深刻的含义。民俗篇从春写到冬，通过季节的更迭变化，体现中药在不同时节的妙用；从孕写到育，在女性十月怀胎的历程里寻觅中药难以忽视的功绩；还从女性最爱的梳妆打扮里，探索中药让她们越变越美丽的奥秘。这一站的最后是带领大家走进浓郁的香道文化，一边接受香的洗礼，一边享受中药所带来的养身保健功效。通过这一站的游历，大家对民俗与中药的联系不仅会知其然，更会知其所以然。

第三站是字缘中药。如同父母给孩子命名一样，每一味中药的名字都有其来历和含义，有的记录着一段美丽的传说，有的提示着药物的性用和功效，有的则被寄予了人们的精神期待，甚至有中药曾参与了文字的记载和传承。文字组成了多彩的药名，药名又丰富了文字的内涵，两者可谓相辅相成。也许我们无法将方块字中的智慧一一道尽，但愿意竭力为您打开一扇汉字与中药相通的大门。

第四站是药缘文学。"任医如任将，用药如用兵"，从兵家的角度看，中医师手中的中药就如同将手中的兵，中医师开处方，就如"排兵布阵"一般。在文人墨客笔下，中药又是情感流露的见证。杜甫、苏东坡等大文豪都与中药有着不解之缘，《诗经》《红楼梦》等流传千古的作品中也都有关于中药的描述。在滚滚向前的历史车轮下，中药在为人们疗疾治伤的同时，也被赋予了种种情感，或许它就在你不经意翻开的一张书页上，就在你偶然读到的一句诗句中，就让我们一起来感受文学里的中药魅力！

最后，我们回归到中药的本真，也是本次旅程的终点站——道缘中药。作为中国哲学的核心，"道"就是对自然规律的一种高度总结和概括。老子说"道法自然"，但这个看似形而上的概念却源于我们最平凡的生活。"一阴一阳之谓道"，平衡观是其中非常重要的一部分。我们将围绕"平衡"的概念，首先从中药适应地理环境、顺应四时更迭的角度探讨中药与大自然的相互呼应；其次，从有特色的中药结构中，了解其维持自身平衡的道理；最后，从中药之间灵活的配伍应用，体现出古人的"中庸"之道。如果说哲学离我们远，一定程度上是源于我们不曾去细心探究，事实上它就存在于我们身边，通过种种自然存在的事物向我们诉说着自然的情怀。

至此，"药缘之旅"已经有了大致的路线和蓝图。在旅途中，您可以接触到许多中药知识。对于一些大家感兴趣和关注的、贴近日常生活的、有必要补充的知识，我们以小贴士的形式附于正文后。您可以根据个人喜好，决定自己的旅行线路，也可随意安排旅行日程。希望您能怀着愉悦的心情，来享受这满溢着浓浓药香的文化之旅。

希望本书能够成为您认知中医药文化的一位称心向导，通过书中文字的引领，使您在轻松的旅行中收获中医中药知识，领悟中华文化的博大内涵！

本书编委会
2014年9月

目 录

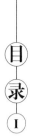

食缘篇　中药与饮食的交融

主食 ··· 3
  粳米果腹又入药 ··· 3
  飘香四溢竹筒饭 ··· 6
  平和不凡山药粥 ··· 9

菜肴 ··· 13
  天麻杜仲曹操鸡 ··· 13
  闻香识药小龙虾 ··· 15
  刺身亦传中药情 ··· 19

饮品 ··· 22
  煲汤煎药本同源 ··· 22
  药食两用话酒缘 ··· 25
  西北香茗八宝茶 ··· 28

果品 ··· 32
  清暑解渴西瓜王 ··· 32
  一身皆药品柑橘 ··· 35
  初夏佳果啖枇杷 ··· 38

零食 ··· 41
  驻颜补虚阿胶枣 ··· 41
  酸甜消食糖葫芦 ··· 44
  清新爽口嚼槟榔 ··· 47

篇后记 ··· 50

俗缘篇　中药与民俗的交融

节日节气 … 55
- 桃符屠苏贺新春 … 55
- 芳香避秽迎端午 … 57
- 解暑化湿度三伏 … 61
- 菊花茱萸诵重阳 … 63
- 膏方进补在冬至 … 66

胎产哺乳 … 71
- 十三太保保平安 … 71
- 产后宜服生化汤 … 74
- 平凡珍贵鸡子黄 … 76
- 通乳妙药王不留 … 79

美容美甲 … 82
- 内外兼养红花美 … 82
- 指尖彩韵凤仙花 … 85

香道文化 … 88
- 质重味芳燃沉香 … 88
- 祸福相依道麝香 … 91

篇后记 … 94

字缘篇　中药与汉字的交融

字源 … 99
- 甲骨文媒系龙骨 … 99
- 龟甲鳖甲续字缘 … 102

命名 … 105
- 人药同名刘寄奴 … 105

字形 … 109
- 牛黄错把礞石替 … 109

从容拆字肉苁蓉 …… 112

音译 …… 116
　　丝绸之路传乳没 …… 116

药思 …… 119
　　悬壶济世源葫芦 …… 119
　　远志小草本一物 …… 122
　　一片净心悟蝉衣 …… 125
　　杏坛杏林苦杏仁 …… 128

药趣 …… 131
　　药名入谜显字趣 …… 131
　　巧联药名言字魂 …… 134

篇后记 …… 139

文缘篇　中药与文学的交融

杜甫 …… 143
　　丁香栀子抒情怀 …… 143
　　庭种决明抗秋雨 …… 146
　　延寿仙药觅黄精 …… 148
　　置水之情赠薤白 …… 151

苏东坡 …… 155
　　解毒除瘴薏苡仁 …… 155
　　我喻老马寻地黄 …… 158
　　祛湿止泻车前子 …… 160
　　脚气病用威灵仙 …… 163

曹雪芹 …… 166
　　黛玉错服补益药 …… 166
　　鳖血柴胡治吐血 …… 169
　　二姐误用虎狼药 …… 172
　　可卿用药重细节 …… 174

金庸 · **178**

  化毒为宝用五毒 · 178

  人形首乌滋补良 · 183

  黑玉断续说续断 · 186

  白云熊胆决死生 · 188

篇后记 · **191**

道缘篇　中药与哲学的交融

生长环境 · **195**

  至阴之地生附子 · 195

  向阳而生的黄芩 · 198

  寄生松树的茯苓 · 201

  霸气十足的桂枝 · 203

四季气候 · **207**

  迎春采摘辛夷花 · 207

  夏至而枯夏枯草 · 209

  秋收罗汉润肺燥 · 212

  冬季开放款冬花 · 214

本草习性 · **216**

  果热壳凉蕴太极的荔枝 · 216

  所处之地不积雪的麻黄 · 218

  倒苗与生长更替的半夏 · 220

  根肥藤细显功效的葛根 · 223

本草配伍 · **227**

  攻缓有度的大黄甘草汤 · 227

  逐水扶正的十枣汤 · 230

  相反相成的交泰丸 · 232

  寒热并用的乌梅丸 · 236

篇后记 · **239**

跋 · **241**

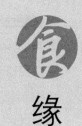

食缘篇

中药与饮食的交融

"民以食为天"这句耳熟能详的民间俗语，恐怕是无人不知无人不晓的。但关于这句话的来历，大家又是否清楚呢？

相传，在秦朝灭亡、楚汉争霸的时候，刘邦据守荥阳、成皋两地。荥阳西北的敖山上有座秦时建立的小城，由于城内有许多专门用来储存粮食的仓库，又称为敖仓。在项羽的猛烈攻击下，刘邦一度计划撤退，放弃固守已久的粮仓。但他麾下一个名叫郦食其的谋士劝说："王者以民为天，而民以食为天。楚君不知道守护粟仓而东去，这是上天帮助大汉成功的好机会！假如我们放弃了敖仓，把它拱手让给敌人，这将对我们的局势非常不利！"刘邦听从了他的进言，改变了策略，依照他所出的计谋行事，终于取得了胜利。后来司马迁将这段往事写进了《史记·郦食其传》，又被班固转载入《汉书》。从此"民以食为天"就成了街知巷闻的一句俗语。

尽管只有简单的五个字，这句话却昭示了饮食与民生之间无法割舍的联系。食之于民，无论是在生存，抑或是在生活的层面，都有着举足轻重的地位。在战乱频发的年代，人们食难果腹，赖以生存的头等大事即是饮食，掌握了粮食就是掌握了命脉，也就掌握了战争胜利的先机。在和平年代，饮食则成为人们生存繁衍、追求

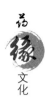

高品质生活的必要途径，饮食的好坏是幸福安康与否的主要指征。人们在追求口腹之欲外，越来越多地将目光集中在饮食与健康这个命题上，而健康离不开本书的主角——中药。

中药与饮食同源不可分。古有"神农尝百草，一日而遇七十毒"的传说，神农由此成为中药的始祖。然而神农也是一位农人，正是他发明了农具，教会人们耕种五谷、采摘果蔬、捕鱼打猎，从而又被誉为是中华民族农业的奠基人。由此发现，以农业为特征的中华饮食和以草药为主要组成的中药，从神农时代起就已有了十分密切的联系，中国人所谓"药食同源"的说法，的确是凿凿有据的。"神农"的"神"字，也充分反映了百姓对于这样一位教民农耕、医药知识丰富的人物的崇拜之情。我们甚至可以推测，"神农尝百草"的初衷，也许并非只是为了摆脱疾病的困扰而采取的以身试药之举，而是在当时原始社会生产力低下、人们饥不择食的情况下的无奈之举。为了寻求可以充饥的食物，神农和他的子民们偶尔吃到了大枣的甘润可口，吃到地瓜略显寡淡却能饱腹，吃到大黄后腹泻不止，吃到麻黄后汗出如油……经过这样反反复复的实践，远古时代的人们逐渐意识到了这些自然植物与人体之间的种种微妙联系，逐渐将可以经常食用、功擅补养人体的植物与那些偏性较重却能纠正人体不平衡的植物分开，由此分出了食与药——食以果腹，药以疗疾。

伴随着社会的发展，人类历史与文明的车轮滚滚向前，饮食与中药也经历了分分合合。分，是在中华民族的人文始祖神农氏这同一个源头之下，饮食与中药分别应用于人体健康和疾病这两种不同的状态；合，则是当人们的健康观念、养生及疗疾意识不断增强，药与食的界限也便逐渐模糊。"上工治未病"，故而能以食为药，预防在先；"久病成良医"，迫不得已又要以药为食，打持久战。早在《黄帝内经》中就有关于食疗的论述，提出了"毒药攻邪，五谷为养，五果为助，五畜为益，五菜为充，气味合而服之，以补益精气"的观点。唐代杨上善在《黄帝内经太素》中注释"五畜、五果、五菜，用之充饥则谓之食，以其疗病则谓之药"，表明谷、果、菜、畜等，都有属于自己的四气五味，可以用于养生保健、治病疗疾。由此看出，寓药于食，药食互补，实际上是中华饮食文化与中医药传统文化的独特和精妙之处。

作为药缘文化的第一站，我们从与百姓生活息息相关的饮食文化切入，为读者开启一扇通往药食世界的大门，分别从主食、菜肴、汤酒茶饮、果品与零食这五个方面，力图全面地探究与展现饮食与中药的文化交融。

主　食

粳米果腹又入药

俗话说，开门七件事——柴米油盐酱醋茶，自古以来这七样事物般般都是百姓生活中不可缺少的，且样样都离不开吃。可见，中国人日常俗务的重心真的是非"饮食"莫属。所谓"巧妇难为无米之炊"，在饮食所需的众多食材当中，首屈一指的非"米"莫属。喷香的大米饭，浓郁而清香的大米粥，还有端午节必吃的粽子……这些以米为主要原料的美食，不仅色、香、味不逊于其他珍馐果蔬，而且最重要的是，它能够让我们吃饱肚子，吃出满足感。

那么，你是否知道，米作为一种备受中国人青睐的主食，其实在不知不觉中也悄悄加入了中药的队伍呢？

我们在日常生活中已经习惯于把米作为主食，也许从未意识到米还有历史悠久的药用价值。在中医药的历史上，善用米入药者，首推医圣张仲景。在《伤寒论》中，仲景多次用到了一味药物——粳米，其实就是我们平常所说的"大米"或"白米"，也是我们中国人最常吃和爱吃的主食。在《伤寒论》中有一首治疗高热不退的名方——白虎汤，一共只有四味药：石膏、知母、甘草、粳米。在本方中，起主要作用的是生石

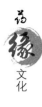

膏与知母，性味甘寒，对外界火热病邪侵犯人体所引起的高热不退、烦躁不安、汗出不止、口干不已（即所谓的"阳明气分实热"）等症状具有良好的清热泻火、生津除烦的作用，十分对症。但方中的石膏与知母寒凉之性显著，对脾胃有一定的损伤，尤其是因病邪的作用，人体抵抗力下降，如过用寒凉则极易使脾胃受伤、正气受损，仲景由此想到使用甘草与粳米。其中粳米在方中的作用主要是护胃养胃，以防石膏、知母的过于寒凉之性。《伤寒论》中的竹叶石膏汤也有粳米，功用亦是和中养胃。

仲景用米的手法绝非仅限于此。在桂枝汤方证之后，仲景用"啜热稀粥一升余，以助药力"来阐述他的"啜粥之法"，即在服药之后再给予病人米粥服下，往往收到神效。这一方法在仲景手中可谓被运用得炉火纯青，多张名方之后都补充了"啜粥"的调养要求。如《金匮要略》中的瓜蒌桂枝汤和桂枝加黄芪汤，方后都有"啜热稀粥""以助药力"等字眼。可以看出，这些方子虽然没有把粳米作为一味组方之药，但却又非常重视服用粳米熬成的"热稀粥"，每每不吝在方后详细补充啜粥的要求，其目的是使谷气充养，振奋阳气，加强桂枝的发汗之力，使邪气外达。从这个意义上讲，粳米何尝不算是组成"啜粥之方"必不可少的一味药呢？

粳米乃五谷（稻、黍、稷、麦、菽）之首，其味甘淡，其性平和，作为主食，每日都需食用，且令人百吃不厌，可谓天下第一补物。如果说米饭尚且是纯粹的"食品"，那么米粥绝对配得上"药膳"二字！北宋文人张耒，对米粥养人的体会很深，认为每日清晨吃米粥是进食补养的第一妙诀。他在《粥记》中写道："每日起，食粥一大碗，空腹胃虚，谷气便作，又极柔腻，与肠胃相得，最为饮食之妙诀。"诗坛寿翁陆游，享年八十有六，他深受米粥补养之益，从中悟出吃粥养生是延年益寿最简便有效的妙法。他曾专门写了一首《食粥》诗，大力赞颂米粥的食疗价值："世人个个学长年，不悟长年在目前，我得宛丘平易法，早将食粥致神仙。"有趣的是,"粥"这个字当中正是一个"米"字,古人造字追求"会意",粥与粳米密切的关系不言而喻。

因此,米作为主食,是人们维持生命活动必不可少的食物,应用形式多样。作为药用,米主要发挥扶助机体正气、养胃护胃、增强药力的作用,诚如唐代药王孙思邈在《备急千金要方·食治》中强调,粳米能"平胃气,长肌肉"。

值得指出的是,虽然粳米具有一定的药用价值,但更多地还是体现在药膳中,而米作为药用,目前应用的主要还是其炮制加工品,即稻芽。

稻芽是禾本科植物稻的成熟果实经发芽的炮制加工品,全国各地均产。稻芽性味甘、温,归于脾、胃经,具有以下作用:

1. 消食化积 稻芽的消食作用不强,但性用缓和,可用于所有类型的饮食积滞,尤其善于缓解淀粉类积滞所致的脘腹胀满、嗳气不舒。

2. 健脾开胃 稻芽不但能消食而且能健脾开胃,促进食欲,对于脾胃虚弱或脾胃功能失调引起的食欲不振有较好的疗效。

3. 保护脾胃 这应该是稻芽较为常用的一个方面,主要与其他药物同用以防止其他药物对脾胃可能造成的伤害。

粳米既是我们大多数人日常生活中一日三餐必不可少的主食,同时也是药膳食疗中的常用佳品,更是一味不可缺少的中药。它虽常常在方剂中作为佐使,但君臣佐使,方之四维,只有不同药物密切配合,各司其职而目标一致,才有可能药到病除,令病人重返健康!

小贴士:秫米

秫米为禾本科植物高粱的干燥种子,也就是习称的"高粱米"。秫米味甘,性微寒,归于肺、胃、大肠经,具有和胃安眠的作用,临床常与半夏配伍用于失眠病的治疗。

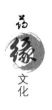

飘香四溢竹筒饭

"细细的叶,疏疏的节,雪压不倒,风吹不折。"文人墨客笔下的竹子是高风亮节的象征。"晚风拂柳笛声残,夕阳山外山。"乐曲家吹奏的竹笛则是淡淡离愁的寄托。竹子是那一幅幅清新的水墨画,那一曲曲悦耳的丝竹调,在"民以食为天"的国度,竹子与饮食又有着怎样的联系呢?想必大家会联想到那飘香四溢的竹筒饭。

竹筒饭主要是傣家的少数民族特色饮食,大致可分为普通竹筒饭和香竹糯米饭两种,傣族喜欢吃香竹糯米饭,其他一些少数民族喜欢吃普通竹筒饭。竹筒饭的制作过程非常简便:先准备好新鲜的竹筒,然后把泡好的米装入竹筒内,加入适量的水,用鲜竹叶塞紧,再放在火上烧烤。竹子的清香之气配上糯糯的米饭,往往使食客们垂涎欲滴。然而很多人在品尝着清香的竹筒饭时或许忽略了一点,竹子还有非常高的药用价值,正应了那句"竹子全身都是宝,入药治病把疾疗"。

作为药用,与竹子有关的药物有竹叶、竹茹、竹沥和天竺黄。无论是哪种,性质均为寒凉,以清热为其核心功效,而且作用的部位多为人体的中上焦。这与竹子的生长特性有关。

当春风还没有融尽残冬的余寒,新笋就开始悄悄萌发。一场春雨之后,竹笋便破土而出,一路秉受着春天的升发之气迅速生长,所谓"清明一尺,谷雨一丈",一直到6月左右完成生长并开始抽枝拔叶。在文人的眼中,竹子那开疆破土的精神、挺拔洒脱与正直清高的品质是他们所追求的情操。而竹子那高耸的身姿一定程度上是受到了春天升发之气的影响,直破云天之势也决定了其入药时易作用于人体偏上的部位,主要包括心、肺和胃。

"未出土时先有节,及凌云处尚虚心。"竹子因其高挺有节、竹节毕露，被文人们认为有君子之风，而其外直中空的生长形态，则被墨客们赞为虚怀若谷的品格。这种空心的状态，在医家的眼中则更多是一种疏通之性。而且竹子喜湿而恶积水，即竹子的生长需要水分，但倘若水分过多则会出于一种自我保护而产生排水功能。从中不难发现，竹子"虚怀"的结构和"恶积水"的生长习性使其具有一定程度的疏导通利功效。

竹子的这些特性决定了不同竹制品主要功用的不同。

首先是竹叶。《名医别录》中记载有竹叶、淡竹叶、芹竹叶和苦竹叶四种，但目前临床上主要使用的是淡竹叶，本篇也以介绍淡竹叶为主。这里还一个小故事，故事中的淡竹叶不经意间扮演了"功臣"的角色。

相传东汉建安十九年，曹操挟天子以令诸侯。在诸葛亮的建议下，刘备发兵声讨曹操。张飞与曹操派来的大将张郃相遇，谁知张郃筑寨拒敌并不出兵，对峙数日未果。张飞急得火冒三丈，口舌生疮，众兵士也是烦躁不安。诸葛亮闻知，急派人送来五十瓮佳酿，并嘱咐张飞依其计行事。张飞命人将"酒"抬到阵前，并吩咐军士们大碗饮用，划拳行令，自己则更是把瓮狂饮。张郃得知此事后，立即传令当夜趁张飞醉酒时下山劫营，不想却遇张飞埋伏，大败而逃。原来，诸葛亮使的是一条诱敌之计，将士们白天在阵前喝的并不是什么佳酿美酒，而是一种汤药——淡竹叶水，这是诸葛亮专为张飞和众军士们泻火除烦准备的。

在佩服诸葛亮足智多谋的同时，大家对淡竹叶的功效也有了感性认识。中医认为，心与舌的关系最为密切，有"心开窍于舌"之说，当人心火旺盛时，往往会出现口舌生疮的表现。心与小肠也犹如关系密切的邻里，所谓"心与小肠相表里"，因此心的病变极易传变、影响到小肠，其中最具代表性的就是心火下传到小肠，出现尿频尿急、小便赤痛等症状，中医称之为"心火移热于小肠"，治疗时既要清心火又要利小便。淡竹叶性味甘、淡、寒，上归心经，下归小肠经。其甘寒既清心火除烦又养阴生津，味淡能通利小便，且能将心火通过利尿排出体外，可谓是标本同治、上下齐效。

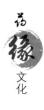

其次是竹茹。竹茹为竹子茎杆的干燥中间层。我们知道植物的茎杆负责传递营养和水分到植物的各个部分，而竹子的两节之间是不通的，竹茹作为输送营养物质的道路，却能够通过这些竹节的障碍，说明其有一定的疏通能力。故当人体的水液代谢紊乱，产生痰浊并由此引起一些病证时就需要竹茹登场了。如同竹叶，竹茹为甘寒之品，主要归心、肺、胃经，具有清心除烦、清热化痰、清胃止呕的作用。竹茹在应用上除了用于心火引起的烦躁失眠以外，尚可用于痰火、痰热引起的心烦不寐，肺热、痰热引起的咳嗽咯痰、痰黄质稠，胃热引起的呕吐等。

接着是竹沥。竹沥为新鲜的茎杆经过烤灼而流出的淡黄色澄清液汁，性味同样为甘、寒，归心、肺、肝经。竹沥为竹中液体的精华，化痰作用极强，且竹子的外形为一茎直上，竹沥能通达周身上下，四肢百骸无处不到，故能化除身体各处的痰，特别善于清除一些孔窍器官的痰液。因此，竹沥在临床上除了用于肺热痰壅咳喘外，还可用于痰热郁闭清窍所引起的惊痫癫狂之证。

最后还有一味药可算是竹子身上比较宝贵的产物了，那就是天竺黄。天竺黄的产生需要自然界动植物之间的合作才能完成：当竹子被虫咬之后，会从孔隙中流出液汁，当这种液汁凝结成块时，便产生了天竺黄。天竺黄的功效与竹沥类似。

回到飘香四溢的竹筒饭，我们也许会问，究竟是竹筒饭成就了竹子在美食中的重要地位，还是竹子赋予了竹筒饭芳香不腻的美食特色？不论怎样，中国人爱竹、赏竹、品竹、赞竹，向来都对竹子有一份特殊的感情。或许在闲暇之余，你也可以带上竹筒，携手家人，去郊外亲手做一顿美味又清雅的竹筒饭。

平和不凡山药粥

老住湖边一把茅,时沽村酒具山药。
年来传得甜羹法,误为吴醋作解嘲。
山厨薪桂软炊粳,旋洗香蔬手自烹。
从此八珍俱避舍,天苏防味属甜羹。

这是宋朝大诗人陆游的一首《菘芦服山药芋作羹》。陆游在诗中回忆了当时他住在湖边与大家一起做甜羹的美好情景,并盛赞了一味尽人皆知的药食两用品——山药,将之比喻成连"八珍"遇之都要退避三舍的"神仙之食"。

关于山药的名称有两个说法,目前普遍认同的解释是:山药原名"薯蓣",后为避讳唐代宗李豫的"豫",而改名为"薯药";到了宋朝,"薯"又犯了宋英宗赵曙的"曙"的名讳,于是"薯蓣"被改成了山药。也有人认为"薯蓣"和"山药"两个名称在历史上曾长期并存。但目前已很少使用"薯蓣"这个名称,多用"山药"名之。

山药名称的来历,还有一个传说。相传在古时候,现在的河南省焦作一带有一个小国,常被一些大国欺负。有一次这个小国的士兵和敌军拼死奋战,终因军力不足而战败,逃进了深山。敌国的士兵见此山峰高沟深,易守难攻,决定封锁所有山道,采取围困的策略,待到对方粮草耗尽,逼他们投降就范。但几十天过去了,并未见败军出来投降,他们认为败军已经因粮尽而全部饿死,于是放松了戒备。有一天,山中突然喊声四起,被困的士兵各个生龙活虎、劲头十足杀出重围,并一举获胜。原来,他们在被围困的时候,在山中挖出一种树根一样的植物,吃下去味道甘甜,并能解除饥饿。那种植物漫山遍野都是,他们吃了以后

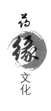

体力大增,就连吃了那植物藤蔓和枝叶的马儿也强壮无比。于是大军迅速恢复了战斗力,终于获胜。战士们为了纪念这种救了他们一命的植物,便取名为"山遇",后来人们发现它还有治病健身的作用,才改名为"山药"。

从这个流传在民间的故事中,我们可以看出,山药能增强体力、解除饥饿。作为药食两用品,山药的应用十分广泛。作食用,它价廉物美、常年易得,其次它口感怡人、应用方便、形式多样,主食、菜肴、点心、汤饮均可用之。作药用,山药性能平和、作用全面,既能补充物质以养阴又能增强功能以补气,对肺、脾、肾具有治疗调养作用。因此,无论是作为食用还是药用,山药都是一味养生健体、延年益寿的佳品,可以长期服用,备受历代医家的重视。其中,将山药的药食两性灵活应用,寓药于食,用于疾病防治、养生保健的当推近代著名医家张锡纯,其所创制的一系列以山药为主的粥,至今仍被广泛应用。如以下几种:

薯蓣粥。张锡纯非常重视粥的应用形式及药用价值,认为"无论何物作粥,皆能留恋肠胃"。在薯蓣粥中,将山药研粉替代米面,熬成粥状。山药浆汁更为黏稠,更能留恋肠胃,使药力平缓吸收输布而发挥药效。薯蓣粥主要用于低热不退、慢性咳嗽、慢性泄泻、小便不利等因肺、脾、肾三脏亏虚引起的羸弱虚损之证,尤其适用于老人,能起到细水长流的缓补之功。

珠玉二宝粥。用生山药和薏苡仁同煮做粥,用以治疗肺脾亏虚引起的食欲不振、慢性泄泻、低热久咳等。山药和薏苡仁都是药食两用品,都能健脾养肺,其中山药敛补,薏苡仁渗利,两者合用,健脾为主,通利结合。

薯蓣半夏粥。用生山药和半夏同煮做粥,用以治疗胃气上逆、呕吐不止的病症。引起呕吐的原因很多,但总离不开胃气上逆。半夏长于降逆胃气而止呕,但药性偏燥,易伤胃阴。山药性平,能养阴润燥,可以缓解半夏的燥性,并以粥的形式使之既养胃又能在胃肠中停留较长的时间。两者合用，相反相成、相得益彰。

从上面所列举的三个山药粥中可以看出，山药能够用于多种慢性疾患的防治，被张锡纯誉为"滋补药中诚为无上之品，可以治一切阴分亏损之证"。山药的功用主要有以下三个方面：

1. 补肾 肾在中医中被称为"先天之本"，与人的体质强弱、寿命长短、生殖能力、发育衰老、水液代谢、骨质发泽、听力好坏等有关。因此，通过补肾可以改善并增强体质、延缓衰老、延年益寿，同时可以预防与治疗一些因为肾亏而引起或加重的疾病与症状，如老年性骨质疏松症、听力下降、性能力减退、前列腺疾病、多尿，等等。换言之，补肾既可养生保健、延年益寿，又可防治一些病症。肾亏自然需要补肾，只是如何补肾的问题。中医非常重视肾亏的类型，如肾阴虚当补肾阴，肾气虚当补肾气，肾阳虚当补肾阳，肾精不足应补肾精。如不辨类型随便补肾，可能会适得其反。山药的特点在于性质平和，肾阴肾阳同补，无论是肾阴虚还是肾气虚、肾阳虚都可以用山药，如补益肾阴的六味地黄丸与补益肾气、肾阳的肾气丸中都有山药。

2. 补脾 脾在中医中被称为"后天之本"，即人出生以后所需的营养物质都有赖于脾的功能正常。因此，如果脾虚，一方面会导致机体气血不足，营养乏源，使体质下降，出现多种疾病；另一方面，脾虚也会引起泄泻的发生，从而进一步导致机体气血亏虚。山药既能补益脾气又能保护脾胃，同时又具收涩之性而能止泻，对一些慢性泄泻的效果十分明显。

3. 补肺 肺在中医中被称为"华盖之脏"，与人对外界的适应性、抵抗力及呼吸、发音、水液代谢等多个方面关系密切。如肺虚会导致咳喘、易感、不正常出汗、鼻腔疾患、咽喉疾患。治疗这些病证自然需要补肺，山药是最为常用的选择。常用山药可以预防感冒，也可以治疗体虚多汗，特别是对一些慢性咳喘的治疗更是疗效卓著，无论有痰无痰都可以用。

特别要强调的是，山药在中医"消渴"病证中的作用。"消渴"类似

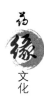

于现代医学中的糖尿病,中医认为其主要与阴虚有关。根据阴虚的部位不同,消渴又有不同的类型:肺阴虚为"上消",脾阴虚为"中消",肾阴虚为"下消"。而且,一些中老年人的糖尿病不但阴虚,还多伴随着气虚,呈现气阴两虚、肺脾肾三脏同病的状态。山药气阴双补,上作用于肺以治上消,中作用于脾以治中消,下作用于肾以治下消,是消渴病证的不二之选。

因此,山药是一味既补充物质又增强功能,既补益先天又调养后天的药食两用品。在中药中,素有"是药三分毒"之说,很少有药物可以长期使用,但山药是少数几味可以长期应用的品种之一,食用、药用都可以,无怪山药有"神仙之食"的美名。

小贴士:巧防手痒

山药分泌的黏液有很强的刺激性,接触到皮肤会引起瘙痒。因而在处理山药前,把手在稀释过的醋水中浸泡一会,能够有所缓解。

菜　肴

天麻杜仲曹操鸡

自古以来，鸡便是人类餐桌上一道必不可少的美食，素有"无鸡不成宴"之说。鸡的吃法可谓千变万化，如叫花鸡、文昌鸡、白斩鸡等。在民间，还流传着这样一道药膳——天麻炖鸡，用于治疗头痛、头晕。那么，大家是否知道这道药膳的来历居然与曹操有着密切的关系？可以说，曹操是这道药膳的开山鼻祖。

说到曹操，大家很自然就会想到三国时期他挟天子以令诸侯，有着纵横捭阖的政治谋略，是千古一遇的政治家、军事家。殊不知曹操还是一个美食家，对吃鸡尤有心得，不仅"食之则无所得，弃之则如可惜"这样用来描述鸡肋的经典名句与他有关，更有一道以鸡为食材的名菜以他的姓名命名——曹操鸡！

史料记载，曹操常年患头风病，每因疲劳、紧张、愤怒而头痛。相传建安十三年，曹操在统一北方后，率大军兴师南下伐吴，行至庐州（今安徽合肥一带），因舟车劳顿，过度疲乏，头风病又犯。随军医官开出一张药方交与膳房煎煮。膳房的厨师素知曹操爱吃鸡，便选用了当地的仔鸡作为主料，将药方中的药配以一些香料卤煮入味，共同烹制成一

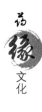

道药膳鸡。曹操品尝后觉得味道鲜美，非常喜爱，待半只鸡下肚后，头痛居然有所减轻。连着吃了几顿后，头风病得到控制不犯了。自此，曹操每次出征，只要有条件都会命膳房烹制这道鸡，这道药膳鸡也因此而得名"曹操鸡"。大家也许会问，鸡肉虽然有一定的营养，美味可口，但本身并不能治疗头痛、头昏，为什么曹操鸡就能够治疗曹操的头风病呢？这当中的关键就在于那位军医处方中的两味中药——天麻与杜仲。

首先，何为头风病？头风病是中医的一个病名，主要表现为长期反复发作的慢性头痛，由疲劳、生气、紧张、发怒等诱发。头风病的主要原因在于"风"对头部的侵袭。在中医中，"风"为重要的致病因素，且有内、外之分：外风来源于外界自然气候的异常变化，能导致伤风、风寒感冒、风热感冒、风湿痛等；内风则是因为机体内部脏腑功能失调、气血阴阳失衡所致，尤其与肝的功能失调关系最为密切。中医理论认为，肝的特性是向上，肝经经过颠顶，所以如果肝的功能失调，就会导致肝风的产生及上行，使脑络不畅通，"不通则痛"，从而引起头痛发作。这种头痛又往往因为有外风侵袭而被诱发或加重。因此，头风病的治疗必须针对三个环节：针对病因以祛风，针对发病环节以通络，针对症状以止痛。

天麻入药历史悠久，早在《神农本草经》就将其列为上品。该药物的特点在于：性质平和，没有明显的寒热偏性，无论是寒性病证还是热性病证都可以使用；味甘而具一定的补养之性，无论虚证还是实证都可用之；作用部位明确，只归肝经，是肝经病证的专药。天麻功善祛风，无论对外风还是内风均有显著的治疗作用，尤其善于治疗肝风病证，古人将其誉为"定风草""定风神草"。同时，天麻还善于通行经络而止痛。天麻可以说是治风专药，尤其是治疗头风病的要药。由此，我们就明白为什么曹操在吃了有天麻的曹操鸡后，头风病得到了有效缓解。目前认为，天麻具有平肝息风、通络止痛的作用，主要用于头痛、眩晕、肢体疼痛、关节痛等病证的治疗。

说了天麻，就不能不谈曹操鸡中的另一味药物——杜仲。杜仲是一味名贵中药材，其名相传原是人名。一位名叫杜仲的人为了采集能够治疗村里腰痛患者的药，不惜舍身而取药。那些患有腰痛的人们在服用了杜仲至死不舍采到的药之后，果然都腰痛消除、病情好转。为了纪念杜仲，人们就将他采的那味治疗腰痛的神奇草药命名为"杜仲"。现在认为，杜仲为温性平和之品，具有补益肝肾的作用，主要应用于肝肾不足的病证，尤其长于治疗各种腰痛，故有"腰痛不离杜仲"之说。杜仲善于补肝肾，而在中医当中肝肾关系十分密切。肝属木而肾属水，肾水能够滋润、涵养肝木，从而使肝木舒展调达，发挥正常的功能。若肾水不足则肝木得不到良好的滋养，从而引动肝风令其上犯头顶，发为头风病。因此，治疗头风病，除了用天麻治肝定风以外，还当配合使用杜仲以补肾养肝。如此则肝风得以平息，头风病得以治疗。天麻与杜仲合用是非常好的配伍，尤其适用于中老年人的养生保健和一些常见病的防治，如头痛身疼、眩晕耳鸣、腰膝酸软、肌肉劳损、关节疼痛等。

当然，曹操鸡中发挥最主要和迅速的治疗作用的药物还是天麻。天麻、杜仲之所以与鸡同用，实是因为曹操的御厨了解曹操爱吃鸡，将鸡肉与天麻、杜仲共同煲汤煎煮，既隐去药味又口感鲜美，真可谓是药食同用、寓药于食。

闻香识药小龙虾

中华烹调艺术的要义在于"色香味俱全"。中国人对于美食不光要求有视觉、味觉的享受，还需要有能够打开人们食欲的气味，即嗅觉上的愉悦感，因此烹调时绝少不了香料的辅佐。香料由于其芳香的特性，可以使食材中的腥味、臊味、膻味等消散得无影无踪，进而使食物更喷香可人。

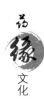

每年的 5～8 月正是小龙虾上市的季节。在许多大中城市，每到傍晚，一些大街小巷就遍布着以供应小龙虾为主的排挡，成为夏季城市里一道独特的风景线。素有"中国龙虾之都"之称的盱眙成为这个季节游人们向往的好去处。在众多的食用小龙虾中，最受大家欢迎的莫过于十三香小龙虾，而真正让十三香小龙虾红遍大江南北的并非是因为其龙虾品质独特，而是因其采用的调味方式——十三香。

其实十三香并非盱眙特产，而是产于河南驻马店的一家小店铺中。它最早仅仅是一种适合烹调的药膳调料，因调料由多种中药香料调配而成，为了区别于其他调料而取名"十三香"。随后将其用于烹调小龙虾并在"盱眙龙虾节"上一炮走红，广受食客青睐。从此谈及小龙虾，人们就会自然想到十三香，十三香也成了小龙虾的绝配。可以这样说，十三香成就了盱眙小龙虾，而盱眙小龙虾则提升了十三香的品牌声誉。

那么，这里大家一定会疑惑，吃小龙虾为什么一定要放十三香？十三香除了使味道鲜美以外还有什么作用？十三香到底有哪些东西？

小龙虾生长在河塘池水中，属于杂食动物，主要以植物类、小鱼、小虾、蜉蝣生物、底栖生物、藻类等为食。小龙虾的生存能力非常强，有极强的污染环境耐受力，在充满污泥浊水处也一样生长。因此，小龙虾虽然味道鲜美，但阴寒之性很重，而且身上往往藏污纳垢，甚至带有一些致病的细菌或毒素。即使食用前反复清洗，仍无法避免食后发生一些如腹泻腹痛等的不良反应，而十三香的使用，可以在一定程度上缓解这个问题。

那么十三香中究竟有着哪些成分呢？虽名为"十三香"，但前面提到的河南十三香并非只有十三味中药，而是由二十余种中药材组成，包括胡椒、草果、大茴香、肉桂、砂仁、肉蔻、丁香、花椒、木香、白芷、良姜等。虽然看上去种类很多，但可以归纳出以下几个特点：

1. 气味"辛香" 十三香，顾名思义"香"自然是衡量香料的最核心要求。一道菜的口感好坏，是否可以勾起食欲，因素固然很多，但其中的香味往往起到决定性的作用。就小龙虾本身而言，虽然肉质鲜美，但其特有的腥臊味并非人人喜欢，而且会因为性寒腥臊而损伤脾胃，产生湿邪而导致腹泻腹痛、食欲不振。就脾的特性而言，中医中有一句名言，"脾喜燥恶湿"。在现实生活中大家一定有体会，一些辛辣、麻辣的饮食往往会使人食欲大振，欲罢不能，尤其是一些食辣族，更是无辣不欢。因为这些辛辣芳香之品为脾所爱，在中药中有术语叫"芳香化湿""芳香醒脾""芳香悦脾"。十三香中的主要成分就是这类气味辛香之品，如砂仁、豆蔻、花椒、胡椒、白芷、丁香等，无怪乎大家在食用小龙虾时会食欲大增、爱不释手。这里重点介绍一味代表性的辛香之品——砂仁。

关于砂仁还有一段传说：相传古时在广东阳春县，发生过一场严重的牛瘟，很多牛都因泻痢而病死，唯独在金花坑附近的牛安然无恙。后来发现，在当地生长有一种结果实的草，气味芳香，牛特别喜欢吃，这才幸免于难。故事中所说的果实便是十三香中的砂仁。

砂仁的功用主要有两个：化湿醒脾而开胃，主要用于脾胃功能失调，湿邪内阻的一些病证，如腹胀、食欲不振，特别适用于夏季梅雨时节；因其辛温行气而能止呕止泻，用于一些脾胃功能虚弱特别是因寒而引起的呕吐泄泻。此外，砂仁还因能安胎而常用于治疗妊娠早期所出现的胎动不安、恶心呕吐等。可以这样说，砂仁的核心功用就是对脾胃功能的调节，而这与其辛香之性密切相关。目前一些常用的治疗脾胃病的中成药当中都含有砂仁，如香砂六君子丸、香砂养胃丸等。因广东阳春所产的砂仁质量最优，所以又叫阳春砂。

由此可见，十三香中的气味辛香药物的使用在于以香提味，以香化湿，以香祛浊。

2. 性质"温燥" 十三香的组成主要有三部分，芳香化湿药如砂仁、豆蔻、草果、白芷等，温里散寒药如肉桂、大茴香、高良姜、花椒、胡椒等，行气通滞药如木香、陈皮等。虽然类别不同，但从性质上讲都有一个共性——温燥，而这温热之性，正好可以解小龙虾的寒凉之性，避

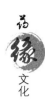

免胃寒腹痛的发生。

在此介绍肉桂。肉桂为樟科植物肉桂树的干皮，又称桂皮。其浓郁芳香之气使得其他树木无法在其周围生长，最后形成"间无杂物"的肉桂树林，民间素有"香不过肉桂"之说。肉桂为纯阳之性，辛甘大热，而其所有的功效与应用也都与其温热之性有关：温阳散寒用于阳虚病证——阳痿不孕、多尿遗尿、大便稀溏、畏寒怕冷、四肢不温，温经止痛用于多种寒性痛证——腹痛、胃痛、胸痛、胁痛、腰痛、关节痛、痛经等。十三香中用肉桂除了芳香去腥以外，另一个目的就是以其温热之性祛除小龙虾的阴寒之性，预防小龙虾的阴寒可能对脾胃造成的损伤。

3. 功善"通行" 无论是气味辛香还是药性温燥，都会产生一个功用——通行。大家都有这样的经历：在吃辛辣温性的食物时，往往会满面通红，满头大汗，就是因为辛香温燥之品具有扩张血管、促使血液流动的作用。另外，小龙虾又为性质阴寒、富含蛋白质之物，贪嘴多食更容易导致消化不良，出现腹胀不舒、嗳气不爽等现象。在应用十三香以后，这种现象则一般不会发生，因为其辛香温燥而通行，更何况还有着专职行气消胀的药物——陈皮与木香。

木香为代表性的行气药，性味辛温，具有行气止痛的作用，善于通行与饮食物消化、吸收、排泄有关的脏器的气滞，如脾胃气滞之脘腹胀满疼痛、食欲不振，肝胆气滞之胁痛，大肠气滞之腹胀、便秘等。所以，在治疗脾胃、肠胃病证的中成药中常有木香，如木香顺气丸、香砂养胃丸、香连丸等。

因此，在十三香中加用木香、陈皮等一些行气药及其他辛香温燥的药物，自然不会出现因食小龙虾而腹胀甚至腹痛的现象了。

由此可见，十三香用于小龙虾的调味绝非仅仅是为了使食客们一饱口福，其背后也有着中药养生的内涵。十三香可谓是小龙虾的最佳拍档，这道菜也是药食搭配的最佳诠释。

刺身亦传中药情

说到日本料理，首先浮现在人们眼前的应该是刺身吧。刺身可以说是当今日本料理最具代表性的美食，更有着日本"国菜"的美誉。它是以新鲜的鱼、虾、贝等为原料，经过适当的刀法加工，食用时佐以一定酱料的生食料理。近年来，刺身凭借其独特的造型、新鲜的原料、柔嫩鲜美的口感，以及带有刺激性的调料吸引着广大人群，逐渐从日本料理店走进了数量众多的中高档餐馆。

其实，刺身这道菜源于中国，是古老而传统的菜肴之一，古称"鱼生""生鱼脍""鱼脍"等。"脍"字在《辞海》中的唯一解释是：切细的鱼肉。早在两千多年前的周朝，菜肴中即有了"鱼脍"。到了汉代，"生鱼脍"更是风靡一时。《后汉书·华佗传》记载，东汉广陵太守陈登，因嗜食"生鱼脍"得了重病，后经华佗诊治才得以恢复。到了隋朝，更是出现了一道名菜——金齑玉脍，是用霜后的松江鲈鱼为原料，将其肉切成片，再加上蒜、姜、盐等配料拌制而成。唐朝，食生鱼片的风气盛行，达到顶峰，也就在这个时候，这道菜肴传入日本。到了元明时期，食用生鱼片的风气渐渐消失，这可能与明代医药学家李时珍有关。他所撰写的《本草纲目》中记载："鱼脍肉生，损人尤甚，为癥瘕，为痼疾，为奇病，不可不知。"很多人担心"病从口入"，于是到了清代，生鱼片渐渐退出了中国主流饮食的行列。如今，生鱼片作为日本料理再次回到我们的饭桌上，以其新鲜、美味、精致等优势成为一道时尚菜肴。

日本刺身主要由两部分组成：食材——生鱼、生虾、生贝等海产品，其中，鱼是刺身最常用的原料，包括金枪鱼、比目鱼、鲈鱼、三文鱼、八爪鱼、鲤鱼、鲫鱼等；佐剂——芥末、紫苏叶、萝卜丝。为什么要把这两类东西同食呢？关键就在这些食材的特性及佐剂对于这些食材的作用上。

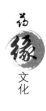

生鱼、生虾、生贝等食材虽口味鲜美、营养丰富，但气味腥、性阴寒、难消化。因此，如何既能品尝鲜美之味，又能避免腥寒难消化？那就要靠这些佐剂了。其中，芥末能够除腥温散，生紫苏叶能防治食物中毒，紫苏与芥末、萝卜丝皆能开胃助消化。多么奇妙的组合！更值得称道的是，这些佐剂的先后顺序：芥末 - 紫苏 - 萝卜丝。

在刺身正式上来时，必定附有芥末，"生鱼片要蘸着芥末吃"可以说是日本刺身留给人们最为深刻的印象了。食用过芥末的人一定不会忘记芥末的辛辣上冲。芥末是辛散温通之品，与前文介绍过的辛温之品所不同的是，其通利上冲之性更重，力量更强，温化之力更大，因此它既能散寒暖胃除腥又能开胃助消化，对于阴寒之性很重的水产刺身非常合适。其实，芥末还是一味中药的变体——白芥子。白芥子的特性与芥末完全一致，辛辣温散，善于治疗寒痰引起的咳喘，尤其因其善于走窜，故常用于治疗一些部位深邃的痰证，所谓的"皮里膜外之痰"。

在食用刺身的过程中大家一定会发现，在每块刺身下面有一片绿色的叶子——紫苏叶。很多人认为它是用来点缀的，其实不然，在刺身中应用紫苏叶大有学问。紫苏也是一味药食两用品，作为食用以叶为主，而作为药用则有叶、子、梗之分。紫苏叶也是辛温之品，归肺、脾、胃经，其功用特性可以概括为"温宣"二字，临床主要应用以下两方面：

1. 风寒表证　紫苏叶可宣散风寒以治风寒感冒，宣发肺气以治肺寒咳嗽，常与杏仁、半夏、前胡等配伍使用。

2. 脾胃气滞证　紫苏叶可宣畅脾胃，治以腹胀、食欲不振为主要表现的脾胃气滞，具有行气宽中、和胃止呕的功效，临床常与砂仁、丁香等配伍使用。紫苏叶也有一定的安胎功效，用于怀孕初期出现的胎动不安、恶心呕吐、食欲不振，多与砂仁同用。

此外，紫苏还有解鱼蟹之毒的作用。

刺身最后吃的就是经常被当作碎冰而忽略的萝卜丝。萝卜丝在刺身中的作用与其通气开胃、消除胀满有关。因为在食用大部分刺身后，难免口中有股腥味,而且一时不易消化,萝卜丝爽口除腥,并能帮助消化,以之收尾实乃不错的选择。其实,萝卜的子就是一味常用中药——莱菔子,具有化痰止咳平喘、通气开胃消胀的作用,主要用于咳喘与饮食不消化的病证。

1. 痰壅咳喘证 莱菔子能降气化痰、止咳平喘,常与白芥子、紫苏子同用,即著名的三子养亲汤。白芥子温肺利气,紫苏子降气行痰,使气降而痰不上逆,莱菔子消食导滞,使气行则痰行,"三子"合用,可使痰消气顺,则咳嗽自平。

2. 食积气滞证 莱菔子可消食化积、行气消胀,是临床常用的消食药,常与山楂、陈皮、神曲等配伍使用,如保和丸。

源于中国、兴于日本,重回国内餐桌上的刺身,成为受人们欢迎的美食。我们在体验刺身所带来的味觉享受的同时,也体会到了芥末、紫苏、萝卜丝等辛散温通助消化的佐剂在中和主要食材"气味腥、性阴寒、难消化"特性中的作用,并由此而真切地感悟到药食同源的真谛,感叹我们古人非凡的智慧。

小贴士:三子养亲汤

三子养亲汤由白芥子、莱菔子及紫苏子组成。其中,白芥子主化痰,紫苏子主行气,莱菔子主消食,三者配伍,共行降气消食、温痰化饮的功效,用于治疗食积痰滞、胸腹胀满、食少纳差的病证。

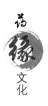

饮　品

煲汤煎药本同源

　　汤在中国饮食文化中有着悠久的历史，在我国民间素有"不会吃的吃肉，会吃的喝汤"之说。一道道美味可口的汤肴令人回味无穷，尤其是那些具有浓郁地方色彩的汤肴更是食客族、游客族必尝之而后快的选择，如四川的酸辣汤、江南的腌笃鲜等，都有着浓浓的地方特色。但要说到对汤的痴迷和理解、制作、食用之深，非广东人莫属。

　　广东人爱喝汤，讲究喝靓汤。到过广东的人都知道，去粤菜馆吃饭前，每个人都会点上一份当季的例汤。广东靓汤的特点之一就是在汤中放入一些中药材，有些餐饮店的招牌菜肴之一就是所谓的"养生靓汤"，以此招揽食客、游客。然而一些慕名而去的食客、游客总会不解"风情"，抱怨"好端端的汤，为何要加中药"。殊不知寓药于汤，既取药物养生之效，又保留了汤味的甘美，正是靓汤的特色所在。有人一定会疑惑，如何在靓汤的制作过程中做到既避免中药的药味又保留中药的药效并使汤美味？这就涉及靓汤的烹调。可以这样说，靓汤的制作过程与中药的煎煮过程关系十分密切，换句话说，带有中药的靓汤制作可以看成是一种特殊的中药煎煮形式。

说到汤与药，不能不提到一个人——商汤时期的伊尹。伊尹曾辅佐商汤建立商朝，被后人尊奉为中国历史上第一位"贤相"，而他在医学与烹饪领域也都有着杰出的贡献。在当时，医生的处方多是单味药，对一些复杂的病情往往药力不够。能否将不同的药物合在一起共同使用呢？伊尹从平日做汤的方法中悟出了将多种药物混合在一起煎煮的方法，于是中药的汤剂应运而生。由此可见，汤和汤剂，一个是众人所爱的美食，一个是治病的药物应用形式，用途、味道不同，但在制作上却有异曲同工之妙。虽然如今做汤的方式相较以往已大不相同，但伊尹做汤的方法却在中药汤剂的煎煮方式中得以保留和延续，并在介于汤和汤剂之间的靓汤中得以再现。

1. 煎煮讲究文武先后 此处的"文武"是指火候的大小，武为大火，文为小火；"先后"是指时间的先后顺序。中药的煎煮非常讲究火候的大小，往往是先武后文，在刚刚煎煮时用大火，煮沸后再用小火。药物的煎煮时间及先后顺序同样重要：滋补类的往往煎煮时间长，挥发类的煎煮时间短，有效成分不宜煎出的多先煎，易于破坏、挥发的多后下。这些煎煮方法在靓汤的制作中同样得以体现。

靓汤的制作往往叫煲汤。由于靓汤品种繁多，作用不一，自然煲汤的时间、先后顺序也不同。谈到煲汤，人们自然就会想到"用小火慢慢煲，煲的时间越长越好"。其实，这样的理解既对也不对。确实，"煲"有文火慢炖之意，但需要说明的是：第一，煲汤时间长主要适用于那些具有滋补作用的靓汤。第二，煲汤时间"久"并不表示时间越长越好。中药煎煮之所以需要文火久煎，那是因为部分药物短时间煎煮很难使其中的有效成分充分煎出（如人参等补益药）。而在滋补靓汤中也会加入些补益的中药，因此同样需要适当的久煎，这与补益药煎煮的道理是一样的。但是煎煮时间过长反而会过犹不及，破坏其中的有效成分。同时靓汤采用的主料通常是鸡、鸭、排骨、海鲜等动物性原料，追求的是肉酥汤鲜，文火久煎的目的在于使其中的鲜味充分渗入汤中，但是也不能过

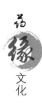

度，长时间熬制会使大量的嘌呤溶解到汤中，很容易导致痛风的发生。第三，一些滋补靓汤多配有两类中药，即补益中药与芳香除异味的中药（如砂仁、白芷等），因此在煲汤时不同中药的置放应有先后差异，补益中药可与鸭子、鸡等同煮，而芳香类的中药则要后放。第四，一些清补、降火靓汤的煲汤时间不宜长，尤其是汤中一些具有清补、降火作用的中药不宜久煮。

2. 多以砂锅煲制　说起中药的煎煮，相信大家无一例外都会想到用砂锅，但对于煲汤可能没有如此讲究，砂锅、铁锅、陶瓷煲、玻璃锅等等，都会有人用，殊不知炊具的使用也很重要。一些需要文火久煎的中药和靓汤对于炊具的要求是所用器皿要散热慢、受热均匀，像砂锅、陶瓷煲等自古以来就是煎药器皿的首选。玻璃锅不是最好的选择，因其导热较慢而散热快，往往汤都煮沸了，而把手还只是微微发烫，因此不利于有效成分的充分析出。需要特别指出的是，无论是煎药还是煲汤，均应避免使用铝锅，因一些需要久煎的药与汤不但温度高，而且与锅发生反应的几率也会增加，而铝性质活泼，容易发生化学反应，甚至可能产生副作用。有研究表明，长期使用铝制品可引起铝的过量摄入，并在脑中大量沉积，导致老年痴呆的发生，故应尽量避免使用铝锅。

3. 选材、食汤也当三因制宜　"三因制宜"是指中医在治疗疾病时需根据患者的体质、时节的变化、环境的不同而选用相应的中药，所谓的因人、因时、因地制宜，而这点同样在广东靓汤中得以保留。靓汤的品种繁多，既有滋补类，又有清补类，还有降火类，在具体食用时必须根据不同人群的体质、季节气候与地理环境变化而合理选用。如春夏季节的广东地区往往炎热潮湿，此时就当选用清补甚至降火的靓汤，比如冬瓜薏米老鸭汤。因为鸭子为喜水家禽，性质阴寒，具有滋阴清热的作用；冬瓜、薏苡仁都为药食两用品，性味甘凉，都有一定的清热泻火、通利小便、祛除湿邪的功能，非常适用于夏日梅雨时节的广东地区，对于湿热引起的神疲乏力、不思饮食、小便短赤等有一定的作用。相反，如若身处寒冷干燥的北方地区或是阴冷的冬季,则可食用温补的当归生姜羊肉汤。因羊肉为血肉有情之品,性质温热,对人体具有温补作用,而当归与生姜均为温热之性,一则祛除羊肉的膻味,二则能够补血活血、驱散寒气。所以,当归生姜羊肉汤对于寒冷时节和地区一些怕冷的人群实在是不错的选择。

汤是人们日常生活中不可缺少的,广东靓汤更是广东人饮食文化的精华,凝集着南粤人民的智慧结晶。靓汤中所透射出的中药知识,更是药食同源、药食同用的美妙体现。

药食两用话酒缘

"酒实在是妙,几杯落肚之后就会觉得飘飘然、醺醺然。"梁实秋先生的《抒情酒话》中开篇如是言到。在中国这个酿酒历史悠久的国度,酒也早已融入人们的日常生活。曹操一句"何以解忧,唯有杜康",借酒来排解人生的忧愁;竹林七贤之一的阮籍更是用醉酒来躲避魏晋乱世中的政治迫害;多少文人墨客饮酒赋诗从而创造了经典之作……可见中国人与"酒"有着一种难解的情缘。在饮食文化中,我们又怎能不来谈谈酒文化呢?除此之外,或许你不曾想到,所谓"酒为百药之长",酒也是一味药,在中药的世界中有着非常广泛的应用。

繁体的"醫"字,其下半部为"酉"字,就像酒坛之形。而"酉,酒本字",即酉就是酒。《说文解字》中亦有言:"醫,治病工也……酒所以治病也。"从中我们可以看出,酒除了成就一顿顿的家宴外,与中医药也有着密不可分的关系。

说到酒,有必要先来谈谈酿酒的发展过程。在农业尚未兴起的远古时代,我们的祖先一般使用野果作为酿酒的原料。随着人类进入农耕时代,用粮食酿造开始成为百姓的一种生产方式。农业刚开始的阶段,粮

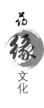

食贮藏引起发霉发芽，便产生了天然的曲药，将发霉的粮食浸在水里便能发酵成酒，这便是天然酒。慢慢地，人们开始以稻米、大小麦、高粱等谷物为原料，再利用曲霉、酵母的代谢作用来酿酒。总而言之，酒的酿造离不开谷物的发酵。故中医认为酒为水谷之悍气所成，其味辛甘。陶弘景云："大寒凝海，惟酒不冰。"可见酒性热。既然是水谷的彪悍之气所成，就具有一定的畅通血脉、祛风散寒、活血化瘀的功效。酒可单独作为一味药物使用，如当我们的胃因受寒而不适时，适当地饮用一些黄酒就可以起到散寒暖胃的作用。酒也常搭配其他药物使用，以《金匮要略》中的栝楼薤白白酒汤为例，看看酒是如何发挥其功效的。

"胸痹之病，喘息咳唾，胸背痛，短气……栝楼薤白白酒汤主之。"这是《金匮要略》中对该方主治症状的描述。胸痹的"痹"就是闭塞不通之意，主要是由于胸阳不振，导致寒凝、气滞、痰阻于胸廓而出现喘息咳嗽、胸背痛等症状，类似于现代医学所讲的冠心病心绞痛等。方子由栝楼（现作"瓜蒌"）、薤白和白酒组成。瓜蒌和薤白这两味药都能祛痰利窍。瓜蒌性寒，具有祛痰散结功效；薤白性温，一定程度上可以监制瓜蒌的寒凉之性，具有通阳散结作用。两药合用能宣通胸阳，祛痰散结。白酒性质彪悍轻扬，进入人体后便能迅速进入人体上部，包括心、肺所在的胸膈部位，故酒有"行药势"的作用。在此方中，白酒可以带领瓜蒌、薤白进入疾病所在部位，且酒的上冲之性能协助药物畅通血脉，在一定程度上亦能振奋胸阳，使得痹阻之物得散，胸阳得以温通，血脉方能恢复畅通。

酒为水谷所化，是一味药食两用品，其性味辛甘热，能畅通血脉、散寒化瘀、行运药势。这些特点使其在中药炮制的过程中也扮演着举足轻重的角色。

1. 增加药物活血化瘀的功效 药物经酒炮制后往往增强了活血化瘀的效力。如治疗跌打损伤的复元活血汤，其中就选用了酒浸桃仁和酒浸大黄。桃仁和大黄自身就具有活血化瘀的功效，在经过酒的炮制后功力大长。

2. 制约某些药物的寒凉之性　酒性热，往往可用于炮制一些性偏寒的药物，如酒黄芩、酒大黄等。

3. 酒性上行，行运药势　如黄连为苦寒凉药，性本沉降，酒制后不但能缓和其寒凉之性，免伤脾胃阳气，并可借酒的上扬之性以达头目，起到清利头目之火的功效。

中药的炮制过程比较复杂，而药酒的应用对于寻常百姓来说可能就比较熟悉了。在日常生活中，人们常将一些具有保健养生功效的中药浸泡在酒中制成药酒饮用。其实酒素有"百药之长"之称，对于一些患有慢性疾病的患者，选择适合自己的药酒来疗疾，乃是一个不错的方式。因慢性疾患患者多伴有虚损的症状，当人身体虚弱，就会导致气血运行不畅、经脉滞涩，倘若仅仅用大量补益类药物，虚弱的身体可能无法受用而发生"虚不受补"的尴尬情况，这时稍佐以活血通络的药物，可以促进补益药的吸收，防止药物壅滞在体内。比方治咳嗽痰喘类的虫草酒，补益肝肾类的女贞子酒，补气养血的人参酒，安神助眠的灵芝酒，等等。对于喜品酒的人来说，每日小酌一杯适合自己的药酒，既能满足口腹之欲，又有一定的养生保健疗疾功效，可谓是一举两得。

"无酒不成宴"，酒的确是许多重要场合中不可或缺的佳酿。但当今能够喝出"酒文化"的人恐怕不多。这里不禁让人想起杜康酿酒的一个小故事。根据古书《世本》记载："杜康造秫酒。"一般都认为杜康为中国酿酒的始祖。传说杜康酿酒时得到仙人指点，需要三个人的三滴血作为配料，在酉时滴入粮囤里，经七七四十九天后才能酿出人间佳酿。杜康分别收集到了来自文人、武士和疯子的三滴血，经过四十九日的精心酿造，最后果然制成了馨香四溢、香飘满村的佳酿。虽说这只是一个传说，其真实性无法考证。但故事的背后却蕴含着一个道理。如人初品酒时，彼此之间文质彬彬，有如文人雅士一般；可是几杯下肚后，开始"豪言壮语"，有如武士一般；最后醉卧酒坛，则如痴傻之人，甚至现出丑态。

酒作为药食两用品，既可养人，亦可害人。如《黄帝内经》中所言：

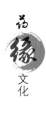

"以酒为浆,以妄为常……逆于生乐,起居无节,故半百而衰。"倘若长期无节制地饮用烈酒,会刺激肠胃、胰腺而导致炎症、溃疡等。古代名医扁鹊有"过饮,腐肠烂胃"之说。或许《菜根谭》所谓"花看半开,酒饮微醺"的趣味才是最令人低回的境界。

西北香茗八宝茶

去过宁夏的人都对当地具有回族特色的一种盖碗茶印象深刻。在回族有句俗语:"回回家里三件宝,汤瓶白帽儿盖碗茶。"可见这是宁夏回族家家户户都会饮用的必备茶品,用以招待客人,既体现回族风情又蕴含了茶文化的高雅品位。回族盖碗茶的特点非常鲜明,首先表现在饮茶的器皿上,这种盖碗俗称盖盅子,是一种陶瓷器皿,包括盅子、盖子和托盘,三件一套,回族人称之为"三泡台"。其次体现在用茶配料上,配料种类繁多,有白糖清茶、红糖砖茶、冰糖沱茶、八宝茶等,其中八宝茶最具特色,也最受大众喜爱。

八宝茶并非单一的某个茶叶品种,而是以茶叶为底,掺有其他一些物品,枸杞、红枣、果干、冰糖、桂圆、核桃仁、芝麻等,多数特产于宁夏。从组成可以看出宁夏八宝茶的特点和功用:

1. 口感香甜怡人 茶中除了冰糖以外,多数都为药食两用品,且都是中药中特色鲜明的甘味药,如枸杞、桂圆、红枣等。甘味不但能矫味,口感怡人,而且还具有一定的调补和解毒功效,尤其对脾胃的作用更为明显。所以,八宝茶的成分虽然较为复杂,且各成分功效各异,但因其都具有甘味,而有益于人体的养生健康,恐怕也是回人寿命较长的原因之一。

2. 补益气血 八宝茶中的桂圆、红枣能够健脾开胃、补益气血,常用于脾胃虚弱、气血不足、心神失养的人群,如出现食欲不振、神疲乏力、胸闷心悸、失眠或睡眠质量差等，都可应用。

3. 健脑益智　茶中的桂圆又称益智，具有补脑健脑的功效；核桃仁更是因其形状与大脑的沟回类似而被认为可以健脑益智。此外，茶中的枸杞能补益肝肾，红枣能补益气血，对于气血不足、肝肾亏虚、脑髓失养的眩晕、记忆力减退有一定的效果。

4. 补益肝肾　这是八宝茶的一个重要作用。茶中的枸杞、核桃仁、芝麻都为补益肝肾的常用品，无论是阴虚还是阳虚都可应用。

此处有必要对八宝茶中最富宁夏特色的一味中药——枸杞，予以重点介绍。

"世界枸杞看中国，中国枸杞看宁夏。"宁夏枸杞历史悠久，是我国的传统名贵中药材，也是不可多得的药食两用品。由于宁夏地处我国西北地区，干旱少雨，昼夜温差大且光照充足，对枸杞的生长、开花和果实成熟等极其有利。同时此地处于黄河中段，汹涌奔腾的黄河水从青藏高原带来了丰富的矿物元素、有机质等营养物质，因此土壤肥沃，有"天下黄河富宁夏"的说法，这为枸杞的生长造就了膏腴之地。宁夏出产的枸杞具有色艳、粒大、皮薄、肉厚、籽少、味甘等特点，品质远超其他产地的枸杞。

枸杞药味甘甜，性质平和，以作用于肝肾为主，具有补益肝肾、明目的功效。另外，枸杞对肺也有一定作用，能够润肺止咳。因此，枸杞的特点可以归纳为"性质平和，以补为主，上下同治"。在临床上，枸杞主要用于以下几个方面：

1. 肝肾亏虚　治疗肝肾亏虚之证是枸杞的主要用途。其特点在于，因为性质平、作用专一，一切的肝肾不足，无论是阴虚还是阳虚或是阴阳两虚，精血不足，如小孩的发育不良、成年人的早衰，或其他原因出现肝肾不足现象都可以用枸杞治疗。此类患者常表现出腰膝酸软无力、性功能减退、记忆力减退、脱发少发白发、牙齿松动枯萎、眼睛视物不清等。单独使用或与其他药物配伍都有效。

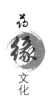

2. 眼疾 治疗眼疾是枸杞补益肝肾功能的具体应用。因中医认为眼睛主要与肝的关系密切，肝血、肝阴能够滋养眼睛。所谓的"肝开窍于目"，如果肝火上炎则目赤肿痛，如果肝血不足、肝阴亏虚，则眼睛失养、两目昏花。因此，治疗眼疾必然从肝着手。枸杞治疗眼疾的特点在于目赤肿痛、视物昏花都可以应用，但多以虚证为主。它常与菊花同用，如杞菊地黄丸。

3. 慢性干咳 枸杞治疗肺阴虚的慢性咳嗽作用常被忽略。其实，对于因为肺阴虚、特别是肺肾阴虚引起的久咳、干咳，枸杞有比较好的疗效。因枸杞味甘而性平，能作用于肺，具有养阴润肺止咳的作用，可用于顽固性咳嗽、秋季燥咳，以及肺结核的中晚期咳嗽。

枸杞虽然色泽喜人，口感又好，性质平和，对人体具有较好的补益效用，且为药食两用品，价廉物美，为众人所喜爱，但也不可随意大量服用。有些人常不计分量、不分场合服用枸杞，甚至产生依赖性，这是不可取的。因枸杞毕竟是一味中药，总有其特有的适应人群和病证。使用枸杞，在用量上也当有所控制，一般而言，用于养生保健的用量为每天 5～10 克，用于治疗的剂量则由医生决定。如果有腹泻、感冒、舌苔厚腻等，不宜使用。

中华的茶文化历史悠久，自古在文人墨客心中便将"琴棋书画、诗酒花茶"奉为人生八雅，而八宝茶作为一种生活饮食，更作为一种食疗形式，除了在回族受众人喜爱，近年来也受到了众多爱好养生保健人士的热烈追捧。由此可见，八宝茶被称为"宝"名副其实。

宁夏的自然环境造就了这些药物独特的甘味，此乃宁夏之宝；甘甜的味道，孕育出茶香甜的口感，此乃茶饮之宝；甘味的属性，赋予了八宝茶以补性，此乃养生之宝。八宝茶集地域文化、饮食文化、中药文化于一身，可谓真正实现了文化之间的融合与互通。

小贴士：地骨皮

地骨皮为枸杞的根皮，性味甘寒，归于肺、肝、肾经。地骨皮具有清肺降火、清热退蒸、凉血止血、生津止渴的作用，用于肺热咳嗽、痰中带血及阴虚发热的五心烦热，甚至骨蒸盗汗、内热消渴。

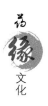

果　品

清暑解渴西瓜王

"人生自古谁无死，留取丹心照汗青"的作者、南宋著名爱国诗人和民族英雄文天祥，不仅指点江山，激扬文字，书写过博大的家国情怀，还曾经饶有兴致地作诗来表达自己对于西瓜的喜爱和盛赞。他的诗作《西瓜吟》中"下咽顿除烟火气，入齿便作冰雪声"，便生动地描写了西瓜清凉消暑的功能。可见，西瓜作为一种当今日常生活中最为普通和常见的水果，早在古代即已受到人们的青睐。

西瓜为葫芦科植物西瓜的果实，又称寒瓜、夏瓜、水瓜等。从别名中就可窥见其功效特性之一斑。它是原产于非洲撒哈拉大沙漠里的一种草本野生浆果，四千年前由古埃及人在尼罗河畔栽培，后由希腊、罗马、中亚等地经丝绸之路传入中国，进入新疆地区，距今已有两千多年的历史。由于这些地区在古代通称为西域，故而明代科学家徐光启在《农政全书》中记载："西瓜，种出西域，故之名。"目前，西瓜的栽培已遍布我国的大江南北，可以说是无处不在，西瓜的"西"字也已逐渐被人们淡忘，取而代之的则是一个东南西北处处皆有、男女老幼人人皆宜的大众瓜果的形象。

炎热的夏季，骄阳似火，炙烤着大地，此时若捧出一个大西瓜，一剖两半，再无需多切，只需两支长柄圆形汤匙，你一勺我一勺舀出瓜瓤送入口中，那甜脆而清爽的汁液便会立刻溢满喉咙、沁入心房，让人欲罢不能，烦热的暑气也能顿时消去一半！没错，这正是西瓜最大的特性和功用——清热解暑，生津除烦。

"清暑解渴西瓜王，此乃天然白虎汤。清热解暑利小便，生津止渴除烦伤。"这是一首描绘西瓜药用的小诗，诗中提到了一个方子——白虎汤。白虎汤是医圣张仲景记载在《伤寒论》中的一张名方，主治高热、大汗、烦渴、脉洪的病证。以"白虎"作为方名，是因为中医认为白虎乃西方金神，对应着秋天的凉爽与干燥之气，从而用以比喻本方的解热作用就如同秋季凉爽干燥的气候降临大地一样迅速，一扫炎炎酷暑的湿热之气。而西瓜被中医认为是"天然白虎汤"，不仅因为西瓜多汁犹如中药汤剂，更在于西瓜的效用与白虎汤有着异曲同工之妙，是清暑解热、除烦止渴的上好选择。

暑者，热也。在自然界不断轮回的四季更替中，夏季炎热的气候便被概括为"暑"。当这种炎热之气太过时，对于人体而言就会发展成为一种致病因素，中医称之为"暑邪"。暑邪主要影响人体正常的生理功能，包括令人汗孔开泄，大汗不止而出现损伤津液、口渴欲饮，令人体温升高，引起高热而造成心烦胸闷、躁动不安等。西瓜性质寒凉、汁水充沛，针对暑邪的致病特点，自然能够起到良好的清暑及解渴作用，成为夏季最受欢迎的一种药果佳品。

除了清暑解渴，西瓜的入药部位及药用价值还不止如此。

1. 西瓜瓤　西瓜瓤即是我们通常食用的部分，性寒味甘，归心、胃、膀胱经。心者，神明出焉，故能清热而除烦；胃者，水谷之海，气血津液化生之源，故能生津而解渴；膀胱者，州都之官，主小便，故有利尿之功，主治暑邪所致的高热烦渴、小便不利之症。

此外，金元四大家滋阴派的代表人物朱丹溪在《丹溪心法》中曾推

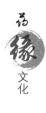

荐以"西瓜浆水徐徐饮之"治疗口腔溃疡，元代营养学家忽思慧的《饮膳正要》也称许西瓜有"解酒毒"之功。

2. 西瓜皮 西瓜皮味甘，性凉，归脾、胃经，有清热解暑、止渴利尿的作用，能够治疗暑热烦渴、小便短赤、水肿、口舌生疮等。此外，它还有解热、促进伤口愈合，以及促进人体皮肤新陈代谢的功效。

西瓜皮最外层的青皮层又称"西瓜翠衣"，亦是一味良药。较之西瓜瓤，西瓜翠衣的药用特征更加明显，配伍范围也更加广泛。清代温病大家王孟英有一张著名的王氏清暑益气汤，方中即以西瓜翠衣 30 克作为君药，配以补气养阴的西洋参等药，共奏清暑益气之效。

西瓜皮在生活中的养生保健应用也很广泛。经常用西瓜皮擦脸可使面部皮肤变得白皙细嫩。西瓜皮可用作茶饮，取最外边的那层深绿色皮部（即西瓜翠衣），将其尽量薄地切下，洗净后切碎，水煮 15 分钟左右，去渣取汁，加入适量白糖，凉后代茶饮，尤适于暑热烦渴、小便短赤、水肿、口舌生疮的患者饮用。西瓜皮还可制作多种菜品，如凉拌西瓜皮，就是将西瓜皮切丝，开水焯后捞出，用调料拌匀，即成为夏季一道美味可口又能清热解暑的佳肴。此外，还可用西瓜皮炒肉片、做酱菜、煲汤、煮粥等。

有必要提醒的是，由于西瓜及西瓜皮性质寒凉，因而即使在很热的夏天也不宜多食，尤其不可大量食用冰镇的西瓜，以防寒凉之性损伤脾胃，引起腹痛等症。中焦虚寒湿盛体质的人应当格外谨慎食用。

最后有必要介绍另一味来自于西瓜的有名中药——西瓜霜。西瓜霜的制法十分独特，是将瓜瓤挖净后在其中装入中药芒硝，密封后置于阴凉通风处十余日，西瓜的外皮上会产生一层白色的霜样物质，将其收集起来，便得到西瓜霜。西瓜霜乃喉科要药，有较强的清热解毒之力，多用于疮疡肿毒、口舌生疮、咽喉肿痛等，《本草再新》谓其"治喉痹久嗽"，多研细末，外用吹喉，亦可内服，冲入汤药一并服下。

看似平凡，盛夏季节几乎随处可见且价格十分便宜的西瓜，实际上有着很高的药用价值和广泛的使用途径，或许这就是中国文化所谓的"大隐隐于市"吧。这般低调的姿态和博大的情怀，不正符合西瓜那清除世间暑邪，滋润人们心田的宏大使命吗？

一身皆药品柑橘

金秋送爽之际，是橘子成熟的时节，满眼黄灿灿的柑橘橘味飘香。这时，不管是街边水果摊，还是寻常百姓家，抑或是饭店餐馆中，橘子总是抢眼的主角儿。

古人对于橘子偏爱有加，《吕氏春秋》中记载："果之美者，江浦之橘，云梦之柚。"可见橘子在那个时期已经成为果中珍品。到秦汉时期，更是形成了"蜀汉江陵千树橘"的磅礴景象。而在三国时期，垂髫之年的陆绩更是因为橘子甜而多汁，为了回家后给母亲品尝，在袁术家的宴会中暗中藏了三个在袖中。由此橘子也被赋予了"怀橘"的涵义，成为人们思亲、考亲，孝敬父母的象征，进而又多了一份文化的积淀。更为可贵的是，橘子不仅是一种有口皆碑的佳果，还是可以养生疗疾的中药。橘子一身上下皆可入药，素有"橘子黄，医者藏"之说。

平时，我们在食用橘子的时候，主要吃的是里面的橘肉，而将外面的叶子、果皮、筋膜，以及橘肉内的果核等都视为废物而将其丢弃。其实，橘子浑身是宝，被我们丢弃的都是一味味赫赫有名的中药。

橘叶通常是判断橘子新鲜与否的标准之一。不过对于中医人而言，橘叶还有着一番不同寻常的寓意。《列仙传》中记载有这样一个故事，西汉时期，在湖南郴州有一位医生名叫苏耽。有一次苏耽有事外出，于是嘱咐他母亲说："明年郴州会有大疫爆发。到时用我们家的井水和橘叶就能够治疗。"到了第二年，果如苏耽所言，疫病横行。于是母亲便按照苏耽的嘱咐，用井水煎煮橘叶免费给患者服用，患者很快便痊愈了。至此

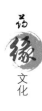

以后,"橘井泉香"的故事便广为流传,成为中医界的象征。虽说橘叶、井水是否真有如此功效早已无从考证,不过橘叶是一味中药却是毋庸置疑的。橘叶的功用与其性味、归经有关。橘叶味辛而苦,辛能散能行、苦能燥能泄,且只归肝经,因此,橘叶是肝经专药,具有疏肝理气、散结消肿的功效,临床多用于与肝密切相关的疾病,如胸胁作痛、乳痈等。

中国人对于橘皮的应用可以说是最为独到的。橘皮的使用自古便讲究,有"橘皮,以陈久者为佳"之说,故常作陈皮。陈皮越陈越香,以陈皮作为烹饪的配料,使其芳香渗透入菜肴的每个分子中,可谓是广东陈皮宴的招牌。即便是单味陈皮,人们依然可以想着法子让其成为不折不扣的地道美食。我们所熟悉的九制陈皮、陈皮糖早已成为许多人的解馋之品。此外,陈皮的药用价值更是我们所不能忽视的。陈皮入药已有上千年的历史,是临床最为常用的中药之一。对其应用,李时珍有非常精辟的概括:"同补药则补,同泻药则泻,同升药则升,同降药则降。"可以说,陈皮是一味能补能泻、能升能降的药物,既能祛除病邪又能补益人体正气,其功用始终围绕着行气燥湿、理肺健脾两点。主要应用于以下两个方面:

1. 脾胃不调　脾胃主要关系到饮食物的受纳、消化、吸收。任何原因引起的脾胃功能失调,都会导致机体对饮食物消化吸收的障碍与紊乱,进而导致气血不足。既能表现出腹胀、腹痛、食欲不振等脾胃不和的症状,又会有形体消瘦、肢体困乏、面色萎黄等气血不足的表现;既会出现恶心呕吐等胃气上逆的反应,又会出现内脏下垂(如胃下垂)、泄泻不止的脾气下陷的症状。陈皮随不同的配伍可以发挥相应的治疗作用。如与黄芪、柴胡等补气升提药同用治疗胃下垂的补中益气汤,与竹茹等同用治疗恶心呕吐的橘皮竹茹汤。

2. 咳喘多痰　肺的功能失调,必然出现咳、喘、痰的表现。因此,咳喘的治疗必然以理肺为主,或宣肺,或降肺,但始终离不开化痰。因痰既是导致咳喘的核心因素,又是肺系疾病的主要症状,同时也是辨别咳喘寒热性质的依据。对痰的产生，中医有一句至理名言："脾为生痰之源，肺为贮痰之器。"因痰的来源是湿邪，而湿邪的产生主要是由于脾运化水湿功能失调。痰一旦产生必然上犯于肺，导致肺的宣降失调而引起咳喘。因此，对痰的治疗既要健脾燥湿以治本，又要理肺化痰、止咳平喘以治标。陈皮的药性特点、功用特点正是为此而设：苦温燥湿，归于脾经能绝痰之源；辛香理气、归于肺经能化痰止咳平喘。所以，陈皮在痰咳喘的治疗中应用非常广，寒热虚实均可用之。

有些人在享受橘肉的同时，总喜欢挑剔地将橘肉之间的一条条筋剔除干净，认为这样口感更好。殊不知，剔除的橘筋实际也是一味中药，叫作橘络。橘络像网一样覆盖在橘瓣周围，因而中医通过取类比象，认为橘络具有通络、渗透于内的特点。其性平味甘苦，归肝、肺两经，具有行气通络、化痰止咳的功效，对于久咳或者痰滞经络之咳嗽有着显著的疗效。

另外，我们所吐出的橘核同样也可入药。中医根据果核有冲破外壳，向外萌芽之性，认为果核类药物多具有开破散结的功效，橘核亦是如此。橘核味苦性平，入肝、肾两经，因而长于行气散结止痛，临床多用于疝气、睾丸腹痛、乳房结块、腰肾冷痛等病证，可与荔枝核、乌药等配伍使用。

不仅如此，即使是未成熟的橘子在中药领域依然有着它的价值，那就是青皮。青皮是未成熟橘子的干燥幼果或果皮，由于色青而取名青皮。在功效上，橘皮和青皮都能够行气导滞，但是两者在作用强度和部位上都有所不同。橘皮行气的力量远不及青皮，青皮的行气作用被称为"破气"，力量峻急。在作用部位上，陈皮归于脾、肺两经，偏于中上焦，长于理脾肺气滞，健脾和中，燥湿化痰；而青皮归于肝、胆、胃三经，偏于中下焦，长于理肝经郁滞，疏肝破气，消积化滞，主要应用于肝气郁结诸证、食积气滞证等。

由此可见，虽然橘子只是一种是普通的水果，但是它却隐含了一味

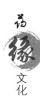

又一味的中药。其中,不论是橘叶、橘皮、橘络,还是橘核,都是容易被人们抛弃的。正是这些被人忽视和遗忘的部分,却成就了橘子"一身皆宝"的美名。

初夏佳果啖枇杷

提到蛇胆川贝枇杷膏,很多人都知道这是一种用来治疗咳嗽的中成药。关于它的来历,有这样一个关于母慈子孝的故事。

相传清代的天府人杨孝廉,幼年丧父,由母亲独自辛劳抚养。在他成为县令时,母亲因为积劳成疾而咳嗽不止。他找到当时著名的医家叶天士求治,叶天士传授他炼制一种膏方,由川贝母和枇杷叶为主,配上桔梗、杏仁、瓜蒌、沙参等其他药材,熬制成膏状。他母亲在服用这种膏以后,缠绵多年的顽咳终于得以治愈。多年以后,杨母临终前特意叮嘱他要保留这张方,以救治患有同样疾病的人,使大家都能受惠,报答叶天士的恩情。这就是蛇胆川贝枇杷膏的来历,其中起主要作用的药物之一正是中药枇杷叶。

枇杷名字的由来说法不一,一种说法是因枇杷的叶子长得很像乐器琵琶,故而取名。枇杷果肉鲜嫩爽口、柔软多汁、甜中含酸、酸中夹甜、滋味可口,鲜啖几颗,顿有"浆流冰齿寒""如蜜少加酸"之感。其实,枇杷的口感与其生长习性密切相关。枇杷大多秋日养蕾,冬日开花,春来结子,夏初成熟,具有"秋萌、冬花、春实、夏熟"的特点,承接四时阳光雨露,被古人称为"果中独备四时之气者"。因此,每逢初夏,枇杷缀满枝头,黄似桔,亮如金,圆润清香,惹人眼目,颇受人们的喜爱,成为初夏时节的佳果,常与樱桃、杨梅并称"初夏水果三姐妹"。

其实作为水果,枇杷在我国已有两千多年的历史,是江南特有的名果。其中又以浙江塘栖、福建莆田、江苏洞庭等地种植的枇杷最负盛名,曾作为珍异奇果进贡朝廷。枇杷如此受到厚爱，除了因为其口感鲜美且果期短暂以外，还有一个很重要的因素，那就是它还能够入药。有一个流传于民间的传说：在很久以前，塘栖的东南面有个小村庄，村子里住着一个叫阿祥的小伙子。阿祥自幼丧父，与母亲相依为命，很是孝顺。母亲患了咳嗽，日夜不止，多方求治无效。他偶然在晚上梦到一神仙为他指点迷津，说有一种"黄金果"可以治这种病。于是他到四处寻找，终于在一座山脚下找到结有这种果子的果树，带回家给母亲服用，母亲的病渐渐就好了。这"黄金果"就是枇杷。

由此不难发现，枇杷的一个主要功效便是治疗咳嗽。但是细心的人或许会发现这样一个问题：咳嗽一年四季都会发生，而枇杷的果期却相当短暂，那么枇杷对于咳嗽的治疗有时是否会显得远水解不了近渴了呢？其实，不仅是枇杷果本身，它的花、叶都可入药，且都与咳喘病证有关。枇杷花可以化痰止咳，用于伤风感冒、咳嗽咯痰的治疗；枇杷花酿的蜜称为枇杷蜜，味道香甜醇厚，能够润肺止咳；枇杷叶则具有清肺化痰、降气止咳的功效。其中，以枇杷叶的药用最广、药效最好。目前市场上的枇杷制剂，就是以枇杷叶为主要原料制作而成，如枇杷膏、枇杷露、枇杷冲剂等。在临床治疗咳嗽时，枇杷叶十分常用。

如同枇杷果一样，枇杷叶味甘、苦而性寒，归于肺、胃经，其作用特点可以概括为两个字——清降，清肺热、降肺气而止咳，清胃热、降胃气而止呕。因此，主要用于肺热咳嗽、胃热呕吐。

1. 肺热咳嗽 枇杷叶止咳具有两个特点：清降肺热而用于肺热咳嗽之咳嗽咯痰、痰色黄质地黏，伴有口干，常配伍贝母、瓜蒌以清肺化痰、止咳平喘，如川贝枇杷膏；润降肺气而用于肺燥咳嗽之干咳无痰或少痰，伴有口干咽燥，常配伍麦冬、桑叶以养阴润燥、润肺止咳，如清燥救肺汤。

2. 胃热呕吐 胃的特性是喜润恶燥、以降为顺。引起呕吐的原因很多，但胃气上逆是最主要的病机。因此，治疗呕吐必须降逆胃气。枇杷

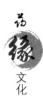

叶十分适应于胃的特性：苦寒清降，能清胃热、降胃气；甘寒生津，能养胃阴、润胃燥。因此，枇杷叶对于胃热引起的呕吐十分有效，常配伍黄连、竹茹等。

相比较而言，枇杷叶在治疗咳嗽的应用更加广泛。但需要注意的是，枇杷叶性寒，不适宜于寒性咳嗽，胃寒作呕者也不宜服用。

枇杷亦果亦药，作为初夏佳果，尽管只绚烂一季，依然虏获众心，成为百姓心中夏天来临时的第一道美味。作为止咳良药，它的舞台更是广阔，成了"浑身是宝"的上佳药材，并因为它的药用价值成就了一段段美丽的佳话，至今仍然活跃在我们的生活中。

小贴士：枇杷叶煎法

枇杷叶采摘下来后，背面绒毛很多，煎服前应将绒毛清除干净。入汤剂时应用纱布包煎，以免绒毛刺激咽喉引起咳嗽。

零 食

驻颜补虚阿胶枣

古有四大美女令人神往,今有万般雕琢修饰容颜。自古以来,不论男女老幼,对于美的追求可以说从未停歇。即使是天生丽质的佳人也需要后天的不断滋养,而食疗则当之无愧成为最为理想的方式。阿胶作为一味补虚佳品,沿用千年,盛誉不绝。而当阿胶遇上红枣,便产生了一种我们熟知的美味零食——阿胶枣。

上等的阿胶枣呈现半透明状,故又名"水晶枣",这源于阿胶、红枣与黄酒、红糖间的精准配比。小巧玲珑的红枣外包裹着甜而不腻的阿胶浆,望之娇艳欲滴,入口细腻温润,唇齿留香。阿胶枣制作简单,价格适中,在超市中即可买到。适量的阿胶既具补益作用却又温润含蓄,食用并没有季节时令之分,即使是在炎热的夏季,也不会造成补益过度而郁而化火,因而备受大众青睐。

红枣无疑是我们再熟悉不过的果品,阿胶却并非人人皆知其来历。相传唐朝时,阿桥镇上有一位名为"阿桥"的女子,产后气血亏虚,原想吃些驴肉来补养,奈何伙计竟阴差阳错地端上了一碗驴皮汤冻。阿桥食用了这驴皮汤冻后竟然面色渐渐红润,精神大为好转。此后经过多次

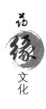

尝试，"驴皮胶"是产妇良药，能大补气血的名声便在百姓中传扬开来。其后"驴皮胶"的声名传到了皇帝那里，被作为贡品进贡给唐太宗，正所谓"岁常煮胶以贡天府"。

驴皮胶即今天所说的"阿胶"，其与人参、鹿茸被誉为中药"三宝"。使其声名鹊起的还当属慈禧太后与阿胶一段为世人称道的不解之缘。

清朝咸丰皇帝晚年无子，慈禧怀孕时患"血证"，御医多方医治无效。当时家居山东东阿的户部侍郎陈宗妫推荐用山东东阿邓氏树德堂所产的阿胶。慈禧服用以后血证治愈并足月产下一男孩，即后来登基的同治皇帝。这一事件不但成就了山东东阿阿胶特别是邓氏树德堂所产阿胶之美名，而且令权倾朝野、垂帘听政近半个世纪之久的慈禧对阿胶钟爱不舍，久服不弃。慈禧到了垂暮之年依然皮肤细腻润泽，丝毫不露垂老之色，无疑与她常年服用阿胶有关。

记载中提到的"血证"，是中医的一个病证名，范围较为广泛，主要指血分病证，包括血虚、出血与瘀血。显然，慈禧怀孕时期的血证不是瘀血，而是以出血为主要表现，且往往伴随有血虚现象，类似于现代医学中的"先兆流产"。阿胶既能补血又能止血，对于出血和血虚病证都有很好的疗效，可谓一箭双雕，标本兼治。

阿胶作为药用，最早记载于《神农本草经》。最初是以牛皮制作，其后人们还尝试过使用猪皮、马皮等制胶。直到唐朝，人们最终发现驴皮配合阿井之水制成的皮胶功效最佳，这才改用驴皮并沿用至今。作为血肉有情之品，阿胶必然具有滋补之性，而以膏剂入药更是增强了它滋腻补益的功效。中医认为阿胶性味甘平，归于肺、肝、肾经，具有补血、止血、滋阴润燥的功能，可用于一切血虚、出血及阴虚病证。在以下应用方面，阿胶的功用更为突出：

1. 美容养颜、润肤泽发 美容是一个很大的命题，并不局限于面容的娇美，皮肤、毛发、形体等的保养都属于美容的范畴。不论是面色的红润，还是肌肤毛发的润泽，抑或是精神状态的饱满，都有赖于血液的滋养。面部的血管丰富而表浅，如果血液充足，运行顺畅，自然面色红润，相反则会面色萎黄甚至苍白，谓之"贫血面容"。同样，毛发是否茂密、柔软、润泽与血的滋养关系最为密切。中医素有"发为血之余"之说，如血虚，毛发缺少滋养，自然会出现头发稀疏、白发、枯发的现象。所以，对于毛发疾患，补血是必须的。肌肤是否有弹性，是否润滑，更是取决于能否得到足够的阴液、血液的滋养。一些因出血或吐泻过度而损耗津液的病人往往出现肌肤松弛、缺少弹性等现象，原因就在于阴血亏损，肌肤得不到起码的滋养润滑。对此，只有滋养阴液、补充血液才能从根本上改善。因此，无论是面容、面色，还是毛发、肌肤，如血虚阴亏都会出现不同程度的问题，只有养阴补血才可能改善。阿胶自古以来就是美容的要药与专药，而且在现代越来越被重视，原因就在于其性质平和，既滋补又滋润，滋阴补血作用强大而持久。

2. 调经保胎 在中医里有"女子以肝为先天，以血为用"之说，实则是说女子的生理特性（经、带、胎、产）与肝和血的关系最为密切。阿胶主入血分，归于肝经，善治血证，既补血又止血，所以非常适合女性使用。利用其补血之效，可以治疗血虚所导致的月经不调、胎动不安及产后失血等证；用其止血之效，则能治疗月经过多、崩漏（类似于功能失调性子宫出血）、胎漏下血（习惯性流产、先兆流产）等。

3. 补血安神、养阴除烦 医圣张仲景十分注重阿胶在失眠病证中的应用。失眠的原因从中医角度来看属于"阳不入阴"，而造成阳不入阴的原因主要在于心肾。无论是肾阴不足还是心血亏虚，都会导致阳不入阴，心神失养，而引起失眠。对此，在治疗上必须滋肾阴、补心血、安心神。阿胶虽不归心经，但其，通过滋补肾阴而交通心肾，滋补阴血而安神。同时，正因其入肾滋阴，故亦可育阴除烦，用于治疗阴液亏虚所导致的五心烦热。

4. 润肺止咳 外感引起的咳嗽不宜使用阿胶等补益类药物，以防外邪羁留不去而无法痊愈。对于肺阴不足所导致的虚劳喘咳、气短乏力以

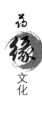

及燥邪伤肺之咳喘则另当别论。阿胶入肺经，质地滋润，能滋阴润肺，配以化痰止咳之品，则可标本兼治。

5. 润肠通便　阿胶善于滋养阴血而润燥，故主要用于产后、术后的血虚便秘，以及老年人习惯性便秘，通常也会配伍润肠通便的药物以增强疗效。

应当指出的是，应用阿胶主要是取其滋补润滑之性，但也是这个特性使其不能用于大便稀溏、久泻久痢患者的治疗。同时因其滋腻，对脾胃的运化功能有一定的妨碍，因此脾胃虚弱之不思饮食、舌苔厚腻、湿重者也当慎用。

阿胶，因其驻颜补虚的功效逐渐被人们所熟识，也正是由于人们对美食与健康的执着追求，才促生了如"阿胶枣"这般秀外慧中的零食。中医所讲究的"圣人治未病"思想不仅深深印刻在医生的心里，更广泛体现于普通百姓的日常饮食当中。

✚ 小贴士：阿胶用法

食用阿胶应黄酒烊化冲服。

酸甜消食糖葫芦

如果要列举儿时最喜吃的零食，沿街叫卖的糖葫芦是一定不会被落下的。糖葫芦晶莹剔透的外观、酸中透甜的口感受到许多小朋友的喜爱，也成为许多成年人的美好记忆。在很多人眼中，说到美食总会联想到酸、甜，而药则往往让人想到辛、苦。不过大家是否知道，这酸甜可口的糖葫芦的诞生并非是为了满足人们的口腹之欲，恰恰相反，糖葫芦最早是用来治病的。

相传在南宋时期，在一次宴席后，宋光宗赵惇的爱妃突然得了怪病，脘腹胀痛，茶饭不思，身体也日渐消瘦。在朝御医一致认为这是体虚所致，于是用了大量的名贵补品，但都未见好转。眼见爱妃面黄肌瘦，身子一天不如一天，宋光宗十分着急，无奈之下只得全国张榜寻医。这时，有位江湖郎中揭榜进宫，在为贵妃诊脉之后，却说"贵妃的病并不严重，只要把山楂与冰糖一起熬制，每顿饭前吃个五六枚就可以了。"听完后，宋光宗有些恼火，当朝太医用了这么多名贵药材都没有用，这普普通通的山楂能有什么用。但苦于没有更好的办法，就按照郎中的要求给贵妃吃了。出人意料的是，贵妃在吃了之后，胃口开始变得好了起来，渐渐恢复了往日的美貌。后来这种做法流传到了民间，老百姓又把山楂一个一个串了起来，就形成了如今的糖葫芦。

那么名不见经传、平凡无奇的山楂何以能治好贵妃的病呢？虽然从表面上看，贵妃身体消瘦、面色萎黄等都是体虚的表现，根据"虚则补之"的原则，自当应用一些补益药，但为什么应用了那些名贵的补益药不但没效反而日渐加重呢？这得从其发病开始说起。贵妃的患病突发于一次宴会之后，并没有明显的发展过程，而体虚往往有一个渐进性的过程。那就说明，贵妃的病症主要与其所参与的宴会有关。可以想象，皇家宴会肯定少不了山珍海味、美味佳肴，而为了场面应酬的需要，贵妃也难免饮食超常。由此推断，贵妃得病主要是由于过食而损伤脾胃。脾胃受损，导致饮食不能及时消化、吸收与运化而积滞于肠胃，从而出现腹胀腹痛、不思饮食等。因此，在治疗上首先应当消化积滞的饮食，同时兼顾健脾开胃。如此，积食得消则肠胃通畅，腹胀腹痛自然解除，脾胃功能正常则食欲大振。如只认为是脾胃虚弱，而一味应用补益药，反而加重脾胃的负担，积滞越发严重，那疾病怎么会好？山楂一药长于消食化积，又能健脾开胃，加上与冰糖同煮，口感更加美味，贵妃的病自然就好了。

山楂为药、食、果三用之品。在日常生活中，山楂的鲜果品，或是

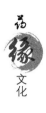

与山楂有关的蜜饯，如山楂片、山楂糕受到许多人的欢迎，也有用干品山楂泡茶饮用的。吃过山楂的人都有一个共同的体会——甘酸开胃。因而山楂最核心也最具特色的功效就在于消食开胃，非常适用于过食所引起的食积腹胀、食欲不振。山楂在消食开胃的同时还有另外一个功效不能不提，那就是导滞。其功效特点在于它不但能消化食积，还能促使因食积引起的积滞消散，因而被认为具有行气化瘀的作用，而可用于气滞血瘀病证。故山楂的功用特性可以概括为"消、导"两个字，主要有以下几个作用：

1. 消食化积 山楂的消食化积作用特点在于作用强、应用广，临床上可以用于一切类型的饮食积滞，无论是过食高脂肪、高蛋白的"肉积"还是过食米面的"谷积""面积"都可以应用，单用即效。相对来讲，与其他消食药相比，山楂的消食作用对"肉积"效果更好。

2. 健脾养胃 山楂的酸甘之味既能生津养胃，又能健脾开胃，增加食欲。因此，除了用于饮食积滞以外，还可用于非因食积而出现的食欲不振，这一用途扩大了山楂的临床应用范围。

3. 保护脾胃 与一些可能刺激或损伤脾胃的药物同用时，山楂在一定程度上能保护脾胃，避免或减少其他药物对脾胃的损伤。

4. 活血化瘀 山楂的这个功效现在越来越受到重视，应用范围也日益扩大。可以用于多种属气滞血瘀的病证，如血瘀头痛、胸痹心痛、痛经、跌打伤痛及肿瘤等。

值得指出的是，山楂目前对一些代谢性疾病如脂肪肝、肥胖、高脂血症及高黏血症等有一定疗效。由于这些疾病的患病人数越来越多，而且呈现多龄化、低龄化倾向，这就极大地拓展了山楂的应用范围。

当然，山楂虽然美味且方便易得、价廉物美、药食两用，但也非人人可用。如胃酸过多、月经量多等人群就当慎用。

由此可见，从治病到美食，在这简简单单的糖葫芦背后，也隐藏着不少中医中药的学问。这就是中药文化，它有些时候可能显得阳春白雪，不为俗人理解，但只要用心观察生活、细细发掘，就会发现其实它就在你我身边，或许就在某户人家的餐桌上以食物的形式诉说着它的药用故事。

清新爽口嚼槟榔

嚼过口香糖的人一定对其清凉、甘甜、爽口及黏韧的特性记忆犹新。这诞生于十九世纪的口腔零食不仅口感持久而富有嚼劲，而且能清洁口腔，起到一定的医疗保健作用，深受人们的喜爱，更是成为众多年轻人扮酷、时尚的新宠。其实有一味中药，早在古代就有人将其放在嘴里咀嚼，近年来更是出现在各大商场超市，它就是有着"中式口香糖"之称的槟榔。

咀嚼过槟榔的人都有这种感受：槟榔刚入口时略带甜味，但随着咀嚼，薄荷般冲鼻的感觉就会逐渐涌出，滋味转而变得有些苦涩，之后则开始使人感到脸颊发烫，甚至胸闷头晕，令人难受。因此，很多人在刚开时并不喜欢槟榔本身的味道，也不习惯咀嚼。但是，在我国台湾、湖南和岭南等地，男女老少几乎都爱嚼槟榔，而且历史悠久。

《台湾府志》曾有这样的记载，"啖槟榔者男女皆然，行卧不离口"，可见当时嚼槟榔在台湾流行的盛况。如同口香糖有各种各样的品种、形式一样，用于咀嚼的槟榔也多种多样，有涩里带咸的盐水槟榔、味甘如蜜的枣槟榔、焦而脆的糊槟榔等。不仅如此，岭南人更是有"客至不设茶，唯以槟榔为礼"的传统，还形成了特有的"以槟榔为礼"的婚姻习俗，可见槟榔早已成为了当地生活文化的一部分。我们所描述的嚼槟榔时的不舒适，在他们看来却是无与伦比的享受，恰是"两颊红潮增妩媚，谁知侬是醉槟榔"的美妙境界。

岭南、台湾地区人们对于槟榔的嗜爱绝非兴起于一时，而是与当地

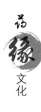

的气候特点和槟榔的生长特性、性能功用特点有关。槟榔主产于东南亚及我国的岭南地区,被誉为"四大南药"之一。这些地区温热潮湿,人们常因山岚瘴气、不洁饮食而患病。人们为了预防湿热、山岚瘴气引发的疾病,常常服用槟榔。罗大经在《鹤林玉露》中曾记载:"岭南地湿,人以槟榔代茶御瘴。"可见槟榔在岭南地区自古以来就常用于防治一些传染性疾病、消化道疾病。温热潮湿的气候环境赋予了槟榔的性能、功用特点:味辛、苦,性温,归于胃、大肠经,具有杀虫驱虫、行气消积、利水消肿、截疟的作用。可用于以下几个方面:

1. 虫积腹痛 肠道寄生虫有多种,如绦虫、蛔虫、钩虫、姜片虫等。肠道寄生虫既会扰乱胃肠功能而出现腹胀、腹痛,甚至引起肠道梗阻,又会消耗机体营养而使患者营养不良。因此,对肠道寄生虫病的治疗,既要从根本上杀虫、驱虫,又要消除积滞以改善、调整胃肠功能。槟榔善于治疗肠道寄生虫病,其特点在于对多种肠道寄生虫有效,既能杀虫又能驱虫,并能治疗寄生虫引发的一些积滞病证。

关于槟榔治疗肠道寄生虫,还有一个美丽的传说:古时,勤劳美丽的姑娘兰香与小伙子岩峰相恋。热恋期间,兰香的肚子却一天天大了起来,岩峰怀疑兰香不贞,要和她断绝来往。兰香的父亲也认为女儿做了丢人的事,拿出一些槟榔,要她服"毒"谢世。无奈之下,兰香喊冤吃下了所有的槟榔,但兰香并没有死,而是从口中吐出了许多蛇一样的小虫,很快便腹平如常了。这时大家才明白,兰香原来是患了虫证。从此,人们更加怜爱兰香,也发现槟榔原来还是一味驱虫良药。

2. 食积气滞 槟榔辛散苦燥温通,具有行气消积的功能,善于调理肠胃功能、治疗肠胃病证。虽然食用槟榔后犹如醉酒之状,但它却善于解酒,能用于饮酒过度、酒食所伤。它既能使饥饿之人有饱胀感(因空腹食用槟榔后,腹中充满气体),又能使饱食之人消化饮食。当然,就临床应用来说,槟榔多用于饮食积滞所产生的腹胀、嗳气等。

在《南史·刘穆之传》记载有槟榔消食的故事。刘穆之年轻时家境贫穷，但又好酒食，因而常去妻兄家里乞食。有一次，妻兄家办喜事，饭后刘穆之向妻兄要槟榔来消食。于是妻兄便讽刺他说："既然你经常挨饿，又哪里需要槟榔来消食呢？"之后刘穆之做了高官，设宴款待妻兄。等到妻兄酒足饭饱之后，刘穆之让人用金盘装满槟榔给他，妻兄顿时感觉羞愧难当。故事中槟榔的消食作用不言而喻。

3. 水肿、脚气肿痛 无论是水肿还是脚气，都是因为水湿、湿浊下注所致。因此，在治疗上可通过利尿清除水湿、湿浊。槟榔具有一定的行气利尿消肿功效，可用于水肿、脚气的治疗，尤其适用于脚气肿痛。

4. 疟疾 疟疾主要是由于蚊子的叮咬、传播所致，尤其多发于一些热带、亚热带地区。槟榔辛温苦燥，能辟秽截虐，是防治疟疾的常用药。

值得注意的是，目前认为过度嚼槟榔与口腔癌的发生密切相关。主要有以下三方面的原因：首先，咀嚼所用的槟榔通常会用石灰水浸渍，以追求口味上的刺激感。然而石灰的强碱性，以及长期反复咀嚼的食用方式，直接导致了对口腔黏膜的不断刺激，使食用槟榔成为口腔癌的元凶；其次，槟榔经咀嚼后形成亚硝基，而亚硝基是致癌的化合物；最后，槟榔本身较硬，咀嚼时易对口腔黏膜造成机械创伤。因而对于嗜嚼槟榔的人群来说，还需有所节制，把握嚼槟榔的度，不应过量。

由此可见，也许正是槟榔药用价值的发现，才使它被大家认识、应用。同样，嚼槟榔作为零食的一种，其独特的风味使其应用范围具有一定的区域局限性，但这并不影响槟榔作为一味功有专长的中药而被广泛使用，为人们的健康保驾护航。

小贴士：大腹皮和大腹子

大腹皮，又叫槟榔衣，是槟榔的干燥果皮，具有下气宽中、利水消肿的功效，临床主要用于食欲不振、脘腹饱胀的湿阻气滞之证。大腹子即是槟榔。

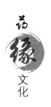

篇 后 记

诚然，饮与食最初的功能，只是帮助人们果腹充饥。然而，从平淡无奇的稻谷到飘香四溢的竹筒饭，从自然的河水到广东的靓汤，从酸涩的生山楂到可口的糖葫芦，可见饮食不仅是一种生存的手段，更是劳动人民追求美好健康生活的一种文化积淀。主食，菜肴，汤水，茶酒，果品，这是一场美食的集会，也是一场文化的饕餮盛宴。虽然短短数篇不足以涵盖博大精深的中国饮食文化的全部，但却足以让我们探寻到中药文化在其中的蛛丝马迹。

陈皮的苦，枸杞的甘，山楂的酸，竹叶的淡，十三香的辛，味道是人们对于食物最初的理解，每个人都能感受到，但无论是谁都无法对味道作出准确的定义。而在中药中，味道被形象化为一种功效，药味理论实现了对药物、食物特性的有效把控。

从小龙虾之寒到十三香之温，从陈皮之燥到阿胶之润，寒热温凉润燥是食物作用于机体所产生的直接反应，这便是食物的偏性。以十三香的温性制约小龙虾的寒性，以陈皮的燥性制约体内的湿邪，以西瓜的甘寒之性制约夏季气候的炎热，这是古人对于生活的总结，也是中药文化中"以偏纠偏"治疗原则的理论基础。

曹操鸡中药与食的相融，柑橘的一身皆药，山药在美食与药物间的百变灵通，抹去了我们心中那条药与食的界限。看似苦涩的药物依然能够以佳肴的形式完成他们的药物使命。

从宴不可无的美酒到通脉活络的酒剂,从中药汤剂的发明到广东靓汤的流行,可见药食同源并不仅仅体现在单纯的药物之中,中药的剂型、中药的煎煮等细节也同样渗透在了饮食文化的方方面面。这一例例美食与一味味中药间看似并无关联,实际却意近神合,共同诉说着中国饮食文化中最基本的理念——吃出美味,吃出健康。

俗缘篇

中药与民俗的交融

说到民俗,大家可能会感觉既熟悉又陌生。熟悉的是,它就在我们身边,而且无处不在,指导着我们的生活,成为生活中不可或缺的一部分;说它陌生,是因为它将社会性、地域性、传承性、规范性等特点集于一身,范围涉及节气节日、人生礼俗、家族宗法、天象信仰、生产生活,乃至民间艺术等多个方面。

那到底什么是民俗?简单而言,它就是百姓生活的真实写照,是人们情感的寄托,更是一个民族生命力的继承与延续,体现在人们日常生活的方方面面。自然,民俗与中药也有着千丝万缕的联系,比如我们所熟悉的腊八粥。腊八粥相传源自明朝开国皇帝朱元璋,每到农历腊月初八,我国江南、东北等地的民间仍旧保留有吃腊八粥的习俗。当然,百姓对丰收的期盼、对祖先的敬畏,是习俗沿袭至今的重要因素。然而,腊八粥本身的养生价值也不可忽视。无论是其中的粳米、糯米,还是薏苡仁、红枣等,其实都是一味味治病除疾的中药。正是因为有这些中药做原材料,使得原本普普通通的粥成为了寒冬腊月的滋补佳品,传承百年而不衰。

不难发现,作为祖国传统文化的重要组成部分,民俗与中药水乳交融,有着密不可分的联系。一方面,民俗中蕴藏着中药,因为在众多民俗活动中包含着许多防

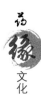

病治病、日常保健的方法,而这些方法大都涉及传统中药。因此,这些民俗活动作为一种载体,为传播与弘扬中药文化而无私奉献着。另一方面,中药的使用彰显了民俗,在中医药历史发展的长河中,人们通过采药治病的生活实践,形成了虽平凡却富有特色的民间习俗。中医药理论借以民俗的形式得以保留,传承千年,延续至今。

  作为药缘文化的第二站,本篇将从我们身边点点滴滴、代代相传的行为活动来揭开中药与民俗文化相互交融的神秘面纱,让大家不仅"知其然",而且"知其所以然"。在内容上,既有春节、端午节、三伏天、重阳节、冬至等节日节气的重大民俗活动,也有女性从胎孕、分娩、月子再到哺育等过程的民间习俗,更有与女性美容美甲分不开的一些中药,最后,献给大家的是"香道文化"带来的嗅觉享受。

节日节气

桃符屠苏贺新春

春节,是中国人最隆重、最富有民族特色的传统节日,有着两千多年的文化积淀,形成了一系列丰富多彩的民俗活动。王安石曾在其诗《元日》中写道:"爆竹声中一岁除,春风送暖入屠苏,千门万户曈曈日,总把新桃换旧符。"可见放爆竹、饮屠苏酒、贴桃符无一不是春节不可或缺的传统风俗。其中贴桃符、饮屠苏酒更是与中药有着千丝万缕的联系。

桃符是古人在桃木板上画上神荼和郁垒两位神人,意在逐鬼神、驱恶邪,以期来年的好运。据《山海经》记载,黄帝"立大桃人,门户画神荼、郁垒与虎,悬苇索以御凶魅"。可见,在中国古代传说中,桃木、神荼、郁垒可以驱除妖魔鬼怪,由此古代民间就有了"鬼畏桃木"之说。自然而然,桃也就成了平安吉祥的象征,甚至有"仙桃"的美誉。不仅如此,在崇敬之余,古人对于桃药用价值的发掘也不可忽视。桃一身均可入药,包括桃肉、桃仁、桃花、桃叶、桃枝等等。但是,作为药用最多的当属桃仁。

桃仁是桃的成熟种子,作为药用最早记载于《神农本草经》。这味药物的作用特点可谓:补泻同体而以泻为主,上下同治而以血为重;补以

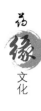

滋润，泻以活血；上治肺以止咳平喘，下治肠以润肠通便。桃仁的这一功用特点与其形质、性能有关：其为果仁，富含油脂，故能滋润；性质平和，没有明显的寒热偏性；味甘能补，味苦能泻；归与血液关系最密切的心和肝经，又归肺与大肠经。由此可以归纳桃仁的主要功用为活血化瘀、止咳平喘、润肠通便。主要用于以下几个方面：

1. 瘀血病证 桃仁活血化瘀的特点在于作用强、应用广。桃仁的活血化瘀功效强大而有"破血"之称，可用于一切的瘀血病证，如心血瘀阻的心前区刺痛，脑络瘀阻的顽固性头痛，跌打伤痛，痛经、闭经、产后腹痛，以及肿瘤等。桃仁常与红花、当归等同用，如桃红四物汤。

2. 咳喘 桃仁止咳平喘的特点在于性用平和，无寒热偏性，故对于咳喘无论寒热都可用之，且因其能活血，故对一些久咳久喘而出现瘀血的患者尤为适用。

3. 肠燥便秘 桃仁富含油脂，甘平润滑，故肠液不足、肠道干枯的便秘用之有效。同时因其具活血推动之能而性质平和，对其他原因引起的便秘也有一定的作用。桃仁常用于老年性便秘，产后、术后便秘。

桃仁虽然性质平和但也不可随意使用。因其活血作用较强，故无瘀血或有出血倾向者，以及女性经期、怀孕期间均当慎用；因其能滑肠，故大便稀溏者慎用。

另外，《元日》诗中所提到的另一习俗——饮屠苏酒，也与中药密切相关。"屠苏"原是草庵之名。唐朝韩鄂在他的《岁华纪丽》中记载，古时有一人住在屠苏庵中，每逢大年三十便分送给邻居一包草药，嘱咐他们放在布袋里缝好，投在井里，到元旦那天汲取井水，和着酒杯里的酒，每人各饮一杯，这样一年中就不会得瘟疫。后人便将此人所住的草庵之名作为酒名。明代李时珍称其"辟疫疠一切不正之气"。久而久之，全家喝屠苏酒成为古代大年初一早上必不可少的一个习俗。

屠苏酒其实是用多种药物浸泡的一种药酒。孙思邈在其《备急千金要方》中记载，屠苏酒主要由大黄、白术、桔梗、蜀椒、桂心、乌头、菝葜七味药组成。方中蜀椒、桂心、乌头属温热药,能够温散,白术益气,桔梗宣肺,大黄泻下,菝葜解毒。纵观此方组成,具有扶正祛邪、避除疫病的功效。

那么,为什么要在春节期间饮用屠苏酒?这与春节的时令节气特点有关。春节的到来,意味着阳升阴降、阳长阴消的开始,此后,万物更新,气温逐渐升高。可是,春节只是阳气始升,阴寒仍盛,人的体感仍是阴冷;万物始生,但病虫害也随之蠢蠢欲动。所以在春节以后,人们虽然越来越能享受到春天的温暖,但却也易感外邪,特别是一些具有传染性的瘟疫。因此,此时通过食用、饮用一些具有温热之性,能扶助正气、抗御外邪的食品、药品、药酒,则可以强身健体、预防瘟疫。这也是古人创立和应用屠苏酒的目的所在。

贴桃符、饮屠苏酒这两项春节习俗,看似与中医药毫无瓜葛,其中却暗藏玄机。在重温了这两项春节习俗后,我们不仅对桃的药用价值有了深刻的了解,也感悟到古人共饮屠苏酒的意境,以及"治未病"思想。在漫长的历史发展过程中,虽然古代的"新桃换旧符"演变成了如今的贴桃符,屠苏酒也渐渐销声匿迹,但是古人将传统文化和中医药进行的完美融合给我们以深深的启迪。

芳香避秽迎端午

在我国众多的传统节日中,端午节或许可以说是与传统中医药文化关系最为密切的节日了:雄黄酒中的雄黄,门窗前悬挂的艾叶与菖蒲,出门随身佩带香囊中的白芷、苍术,等等,不正是一味味中药吗?

顾名思义,雄黄酒的主要成分就是雄黄。说到雄黄,大家可能就会想到这是一味毒药,是被国家管制的药品。既是毒药,怎可入酒饮用?想必大家一定知道《白蛇传》里白娘子无意喝下雄黄酒后竟现蛇形,把

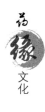

丈夫许仙吓得昏死过去。雄黄酒竟有如此大的威力！大家可能也见过那些玩蛇杂耍的人对那些一般人害怕之极的毒蛇视若平常，这又是为何？原来玩蛇杂耍的人身上带有雄黄，而雄黄中含有能克制蛇毒的成分——砷，特别是其中的三氧化二砷，也就是砒霜。古人虽然不知道雄黄的主要成分是砷剂，但却早已认识到雄黄显著的解毒作用，尤其善于解一些毒性剧烈的生物毒，如虫蛇之毒。李时珍喻其能"解百毒"、解"一切蛊毒"。那么，为什么饮雄黄酒成了端午节必不可少的一项习俗？

端午节时值农历五月，仲夏来临，是以蝎、蛇、蜈蚣、壁虎、蟾蜍五毒为代表的各种毒虫的活跃期，更是一些传染性疾病流行的时节，故五月成了不招人待见的"恶月"。此时，应服用一些强身健体、驱毒防毒的物品以预防疾病，饮雄黄酒的目的就在于此。因雄黄不但能克制、清解虫蛇之毒以防后者对人体的伤害，亦能祛除积聚于体内的一些毒素，古有"饮了雄黄酒，病魔都远走"之说。因此，在端午前后适量饮用雄黄酒对健康有益，但切不可过量。作为一味有毒中药，雄黄被列入国家管制范围，目前主要以外用为主，取其解毒杀虫的作用，治疗痈肿疔疮、湿疹、虫蛇咬伤等。但值得一提的是，我国科学家、医药学家应用现代科技手段用砷剂治疗白血病取得显著疗效，在世界上居于领先地位。

如果说端午节喝雄黄酒的习俗因雄黄被管制的原因已不再流行的话，那么端午节的另外两个习俗——在门窗悬挂艾叶与菖蒲、佩戴香囊，则非常普遍。

提到艾叶，大家会很自然地想到目前风靡大江南北的艾灸养生，做过艾灸的人对艾灸时的局部温舒，以及那伴随着阵阵芳香的缕缕青烟可能印象深刻。为什么在端午节前后要用艾叶呢？这来源于"艾叶辟邪"的传说。古时候，保管和传递火种非常重要，而艾绒恰恰是一种很好的易燃物。因此，保管火种的人要在每年端午节前后，也就是艾叶生长最茂盛的时期上山采摘大量艾叶，晒干后挂在自家墙上，制成艾绒以备取火和保存火种之用。某次瘟疫来袭，村子大部分人都因感染瘟疫而死亡，但是保管火种的人家却安然无恙，甚至连他们的邻居也逃脱了灾难。于是有了"艾叶辟邪"之说，渐渐演变成端午节挂艾叶的习俗。

端午前后，气温逐渐升高，雨水也越来越多，特别是江南地区正值梅雨季节，地理环境潮湿，虽然万物生长茂盛，但也导致蚊虫滋生，瘟疫易发、流行，这时正是一些传染病、皮肤病的高发期。故此时要设法防病治病，艾叶的应用应运而生。民间有用艾叶烟熏的方法杀虫、驱蚊以防虫蚊叮咬传播疾病，有用艾叶悬挂在门窗前以芳香辟秽驱邪，还有用艾叶制成香袋佩戴在身上以避邪防病的。

艾叶性质温热、气味芳香，其所具有的多种功能与应用都与这一特性有关。因其温热之性而能散寒止痛、祛湿止痒，用于一些寒性疼痛，如腹痛、痛经、关节痛、皮肤湿疹等，口服汤剂、外用（灸、外敷、泡洗均可）都有很好的作用。所以，艾叶这一味历史悠久的药物，不但在古代应用广泛，在现代的应用越发普遍，与艾叶有关的品种与用法也日趋多样。

那菖蒲在端午节前后应用的意义又是什么呢？端午又称"端阳"，代表阳气始盛。菖蒲崇尚"九节"，命名"昌阳"，也有阳盛之义，与"端阳"相合，体现了古人希望阳气昌盛、生活美好的意愿。另外，菖蒲的形状特别，叶片呈剑形，悬在门上象征驱除不祥的宝剑。因此，民间在端午时在门前悬挂菖蒲，乃是人们对健康、生活美好的一种寄托。同时，菖蒲因其药用价值，也适合端午期间服用。端午前后雨水多、湿气重，一些脾胃功能较弱的人会出现食欲不振、腹胀乏力、口黏乏味、肢体困倦等表现。因此，应用温燥、芳香的药物能够有效地清除湿邪、升发阳气，恢复脾胃功能。菖蒲性喜阴湿环境，在沼泽、湿地里生长得尤为茂盛，这种环境使菖蒲具有温燥之性，能够祛除体内湿邪。菖蒲的种类很多，但作为药用较多的是石菖蒲。石菖蒲除了有芳香化湿和胃的功用以外，还因其气味芳香而能通窍，古人谓其能宣通九窍，通畅全身气血，故能治神志不清、记忆减退、耳鸣耳聋等病证。

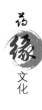

说到端午节,就不能不讲每年在端午前后流行于大街小巷的香囊(又名荷包)。在民间,佩戴香囊寓意男女爱情,希望对方能随身佩戴自己制作、赠送的香囊而勿忘我、想念我。殊不知,香囊的最早意义则是为了健康,显然这是与香囊中的成分有关。虽然香囊的形状各异,制作工艺也不尽相同,但香囊内的主要成分却基本一致,为气味芳香、具有辟秽化湿作用的中药——石菖蒲、白芷、细辛、丁香、茴香、雄黄、肉桂、苍术、艾叶等。以这些中药为原药,通过一定的制作工艺制备成香囊,随身携带,佩于腰间,或悬挂于衣帽柜、床前,随时随地都能透散出屡屡芳香以辟秽驱邪、防病治病。很多古装剧中,宫妃们有以香药熏衣和裹衣收藏的习惯,除增加衣物的芳香外,对消毒衣物和防止衣物虫蛀也有积极的作用。所以,流行于端午前后的香囊,不仅仅是作为装饰品,或是男女爱情的信物,更多是为了养生保健、防病治病之用。

由此可见,端午节的多种习俗,无论是饮用雄黄酒还是悬挂艾叶、菖蒲,佩戴香囊,都是因为端午前后气候潮湿,人们为了预防瘟疫流行,应用这些中药芳香辟秽、解毒驱邪。这些习俗充分体现了我国古人的智慧,也体现出天人相应、天人合一的哲学思想,具有十分浓郁的中国传统文化特色,完美融合了传统文化与中医药知识。更加难能可贵的是,这一沿袭千百年的习俗在现代不但没有消逝,反而越来越显露出勃勃生机。

小贴士:雌黄

由于雌雄同体,所以雌黄和雄黄是共生的矿物,并且作用相近。有句成语叫"信口雌黄",其来历是古人写字的纸呈黄色,写错就用雌黄涂改再写,可见雌黄是最早的涂改剂。雌黄与雄黄的区别主要在于成分有异,而且雌黄有剧毒,现已不列入中药材名录。

解暑化湿度三伏

"清风无力屠得热，落日着翅飞上山。人固已惧江海竭，天岂不惜河汉干？"用宋代诗人王令的这首诗来形容三伏天里烈日炎炎的气候再合适不过了。正是因为大自然的热情似火，促使人们用巧思妙心织出独树一帜的养生习俗，喝绿豆汤、备藿香正气水、吃莲子粥等，并沿袭至今。

三伏天可以说是一年中最令人难受的日子。一方面，这是一年中气温最高的日子，酷热难耐；另一方面，这之前正好是梅雨季节，雨水不断，致使湿气很重，故中医有"暑多夹湿"之说。因此，此时既闷热又潮湿，民间有"小暑大暑，上蒸下煮"的说法。当此之时，上有太阳暴晒，下有湿气蒸发，人处其间，可谓备受煎熬，既要忍受酷热的阳光照射而烦热汗出，又要耐受湿气的困扰而倦怠不堪，尤其是暑湿又多困阻脾胃而使人出现"疰夏"现象——食欲不振、四肢倦怠、口黏乏味。更为不利的是，暑热与湿邪的性质正好相反：暑热为阳性，多使人毛孔开泄而汗出不止、损耗津液；湿邪为阴邪，阻碍气机，容易损伤人体的阳气。所以这是一对矛盾共同体，在防治上如要解除暑热势必以苦寒损伤阳气，如要祛除湿邪必然以苦温燥烈损耗津液。因此，正确的养生保健方法对于度过三伏天十分重要。应当掌握以下几点：

1. 既要清热生津又要顾护阳气 夏日炎炎，暑气逼人，汗出不止，常使人感到烦热口干。因此，避暑除热、生津止渴是自然而然的行为。吹冷空调、喝冰镇饮料等成为夏季的家常便饭，但由此伴随而来的往往是人体阳气的损伤，特别是脾胃阳气，人们常出现胃脘疼痛、腹泻等症状。因此，夏季在避暑止渴的同时应当避免过于寒凉，以免损伤阳气。

2. 既要化解暑湿又要保护阴液 夏季暑湿困扰人体，尤其是脾胃，致使脾胃功能失调，食欲不振、四肢倦怠，甚至泄泻呕吐，因此化解暑

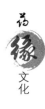

湿是夏季养生保健的一个重要法则。但问题是,化湿药往往多为温燥芳香之品,容易损耗人体的阴液。这就要求夏季在化湿解暑的同时必须保护人体的阴液。

3. 重视清心安神除烦 夏季气候炎热,往往使人烦热不安、心浮气躁。这就需要应用一些能够宁心安神、清热除烦的食品药品。

在民间,一些地区常流传着三伏天服用绿豆、莲子的习俗,藿香正气制剂更是成为夏令时节的常用药物。这是因为绿豆、莲子及藿香正气制剂的性能、功用特点和夏季的气候特点相对应。

绿豆素有"防暑圣品"之称。其性味甘寒,归于心、胃经,具有清热消暑、利尿除烦的功效,非常适合夏季使用,既能直接解暑又能使暑热从小便而走。可以将绿豆与少量的冰糖煮成汤,冷却以后食用,起到解暑清热、除烦止渴的作用。

民间有句谚语:"若要不失眠,煮粥加白莲。"这里的白莲正是指莲子。作为水生植物莲的成熟种子,莲子性味甘平而涩,具有较好的安神作用。莲子安神有两个特点:一是养心安神。因莲子甘平且归心经、肾经,能上补心气,下补肾气,使上下心肾相交,对于心肾功能失调(中医称之为"心肾不交")引起的失眠非常有效。二是宁心安神。因莲子不但味甘而且带有涩味,使之具有收敛心神的作用,夏季暑热引起的心烦、失眠用之尤其适宜。此外,莲子中心有一段绿色的胚芽,即莲子心,性味苦寒,有很好的清心安神作用。因此,莲子的安神途径是多方面的,夏季食用确能使人心境安宁。莲子既可单独使用,也可与百合、绿豆、红枣等同煮,做成粥或羹的形式。

无论是绿豆还是莲子都是药食两用品,性用较为平和,口味好、使用方便,夏季食用能起到防暑降温、生津除烦、清心安神的作用。但毕竟两者均偏于寒性,所以脾胃虚弱者,特别是泄泻人群当慎用。

讲到夏季的防暑解暑就不得不提到一类中成药——藿香正气制剂。每逢梅雨季节前后,有这样一句顺口溜:"藿香正气散,一天开到晚。"意指这个时令门诊医生开药最多的就是藿香正气制剂。目前，藿香正气已经有了多种制剂，液体剂、散剂、片剂、丸剂、胶囊剂等，但无论剂型如何变化，都是以藿香为主药，配伍一些芳香化湿、行气健脾的药物。

藿香是怎样的一味药呢？为什么在夏季如此常用？因为以藿香为代表的芳香化湿药，其药性、功用特点非常适合于夏季使用：气味芳香，辛散而不峻烈，性质微温不燥，主归脾、胃、肺经，既能芳香化湿，又能解暑发表。对于夏季中暑之呕吐恶心、泄泻等，藿香能化湿解暑、醒脾和胃、止呕止泻；对于夏季既伤于暑湿又感受风寒引起的感冒，藿香既能解暑化湿又能解表散寒。所以，在炎炎盛夏，无论是居家还是出门旅游，准备藿香正气水都是明智之举。

清凉可口的绿豆、芳香扑鼻的藿香、纯洁优雅的莲都是酷夏赋予人间的厚礼，而人们对时令气候的敏锐感知又使之升华，造就了流传千古的时令养生习俗。这不仅是古人智慧的体现，更是中医药文化与大自然的美丽邂逅。

小贴士：莲子、荷叶、荷梗

莲子、荷叶、荷梗三者属于水生植物莲的不同部位，莲子为其成熟种子，荷叶为其叶片，而荷梗为其叶柄及花柄。荷叶，味苦、涩，性质平和，有清暑利湿、升阳止血的功效；荷梗，味苦，性质平和，有通气宽胸、和胃安胎的功效。

菊花茱萸诵重阳

说及重阳节，如今大家总会与老人相联系，重阳节也逐渐演变成了老人节。不过在古时，重阳节还有着其他特殊的意义和习俗。

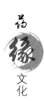

《续齐谐记》中载有这样一则传说，东汉时有一位著名的仙人费长房，修行之余常为人治病消灾。有一天他对弟子桓景说："九月九日将有灾难降临你家，快速叫家人在臂上系上装有茱萸的囊袋，外出登高、饮菊花酒，可避此祸。"桓景照办，次日回家，见家中的鸡牛犬羊都已死亡，而全家人都平安。从此，重阳节登高、佩戴茱萸、饮菊花酒作为避难消灾的习俗便流传开来，而重阳节也就此与茱萸、菊花这两味中药结下了不解之缘。

茱萸有"吴茱萸"和"山茱萸"之分，而此处的茱萸是指吴茱萸。吴茱萸原名吴萸，但后来又为什么称为吴茱萸呢？相传，春秋时期，吴国将吴萸作为贡品进献给楚国。楚王不明就里，见此贡品勃然大怒，不容分说，竟将献贡的使者逐出门外。幸亏楚国有位精通医术的朱医生追上使者问明进贡吴萸的原因，遂留下吴萸并种在自家院子里。某日，楚王因受寒而胃痛难忍，诸药无效。这位朱医生就用了吴国进贡的吴萸煎汤给楚王服用，片刻痛止痊愈。楚王了解事情的前因后果后深以为憾，特地派使臣向吴王赔礼道歉。同时为了表彰和纪念朱医生的功绩，将"吴萸"改名为"吴茱萸"。这则传说不仅阐释了吴茱萸药名的来历，而且也反映出吴茱萸的一个功效——散寒止痛。这源于吴茱萸的温热之性能驱散体内寒气，寒气一除，疼痛自然而然就消失了。

为何要在重阳节前后插茱萸或是佩戴茱萸呢？重阳节前后，气温变化多端，忽冷忽热，时有雨水降临。此时，秋热尚未退尽，如遇秋雨，则空气潮湿，物品容易霉变虫蛀，且会损伤机体健康，而吴茱萸气味芳香，辛苦燥热，具有燥湿散寒、除虫防蛀之效。同时，重阳节正值秋季，正是文人墨客笔下的"悲秋"之时，如杜甫所说："万里悲秋常作客，百年多病独登台。"这并非文人无病呻吟，而是人们在经历了酷暑的折磨后，机体的阳气越来越弱，阴气越来越重，新陈代谢变慢，机体常会产生莫名其妙的疲惫感，忧郁、伤感之情油然而生。特别是秋季为肺的主季，而肺在中医中对应金，常克肝木。所以，秋天容易伤肝，常表现出肝气不疏的征象，出现食欲不振、呕吐酸水、胁痛胃痛等症状。因此，从养生保健、防病治病的角度讲，秋季既应燥湿散寒、除虫驱邪又当注重疏理肝气、调和肝胃。吴茱萸恰有疏肝和胃、降逆止呕、燥湿助阳、散寒止痛之效。所以，重阳节插茱萸或是佩戴茱萸不仅仅是表达游子的怀乡思亲之情，更是为了辟邪驱虫，防病治病，故吴茱萸有"辟邪翁"之称。

说完"辟邪翁"，再谈与之媲美的"延寿客"——菊花酒。顾名思义，菊花酒的主要成分就是菊花，而菊花酒被古人认为有延年益寿之功。汉代应劭《风俗通义》中记载：河南南阳郦县有个叫甘谷的村庄，谷中的水很甜美，山上长着许多成簇的菊花。山泉从山上的菊花丛中流过，使水含有菊花的清香。甘谷村中三十多户人家都饮用这清香的山泉水。这些村民都非常长寿，长的活到一百二三十岁，短的也活到七八十岁。于是，民间开始制作菊花酒，作为重阳节养生保健的一种饮品。陶渊明诗云："往燕无遗影，来雁有余声。酒能祛百病，菊解制颓龄。"这便是称赞菊花酒的祛病延年作用。那么，菊花酒为何能延年益寿呢？其中的关键当然离不开菊花的功用。

菊花采收于秋季，是一味集辛散、清解、补益作用于一体的药物。菊花药味多样，辛、甘、苦，药性微寒，主要作用于肺与肝，具有发散风热、宣畅肺气、清热解毒、清肝平肝、养肝明目的作用，对于风热感冒、温病初起（类似于流感）非常有效。应特别强调的是菊花在肝胆疾病中的作用。从中医来讲，肝在人体生命活动中的作用非常重要，饮食物的消化吸收、精神情志活动的调节、气血的运行、人的生育等都与肝关系密切，特别是肝与眼睛的关系更是密不可分。所以，中医中肝的功能失调对人体的生命活动影响极大，而秋季乃是肝病的易发季节。肝最为常见的病证有四：一是肝火上炎而出现目赤肿痛，二是肝阳上亢而出现头目眩晕、头痛（类似于高血压症状），三是肝血不足、肝阴亏虚而出现两目昏花等，四是肝气郁结而出现抑郁等症状。因此，对肝病的治疗

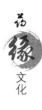

应当清肝火、平肝阳、养肝阴、补肝血、疏肝气。而菊花具有治肝的多种功用——清肝、平肝、养肝,所以菊花的用途非常广泛。李时珍对菊花非常推崇,喻其为延年益寿的要药。同时,由于菊花气味清香、口感舒适,民间常用之泡酒、泡茶、做菊花枕等。现在,高血压的患者越来越多,而菊花有一定的降血压功效,因此其应用也就更加广泛了。可见,菊花作为我国历史悠久的名花,除了有娇艳的姿态外,其较高的药用价值也不容忽视,在古代享有"延寿客"的美誉也毋庸置疑。

重阳节佩戴茱萸、饮菊花酒无疑是为了辟邪驱虫、延年益寿,同时也反映了古代人民敬畏自然、珍爱生命的意识。所以,我们不仅要传承这流传千年的传统文化,更要学习古人崇高的思想,懂得顺应大自然的变化规律,重视生命,这才是保障身体健康的至上之策。

小贴士:菊花的品种

菊花的品种分为白菊花、黄菊花、野菊花,其中白菊花善于平肝明目,黄菊花善于疏散风热,野菊花善于清热解毒。

膏方进补在冬至

在我国,民间流传着"冬令进补,三春打虎"之说。每至深秋、初冬,我国的大江南北都有一种风俗——冬令进补,特别是冬至这一节气更是进补的标志性时机。进补的方式也多种多样:羊肉、狗肉等食补,人参、冬虫夏草、鹿茸、阿胶等药补,核桃、芝麻等药食同补……尤其是上世纪兴起于上海地区的冬令服膏方的习俗,已逐渐向全国各地蔓延,成为冬令时节一道亮丽的风景线。大家不禁要问:为什么冬令要进补?进补是否一定要在冬令时节?冬令时节如何进补?膏方与进补的关系是什么?

其实，冬令进补作为我国民间历史悠久的传统习俗，积淀着深厚的文化内涵，更是与中医药有着千丝万缕的联系。

从季节的阴阳交替来讲，盛夏以后，进秋入冬，机体的阳气也由盛转衰，阴气逐渐充盛，及至冬至这一天达到阴盛阳衰之极。冬至也是一年中白天最短、黑夜最长的一天，因此从冬至开始，阴气达到顶峰，阳气则开始逐步回升，正所谓"阴极之至，阳气始生"。自古以来，人们就非常重视冬至这个节气，许多地方都有过冬至节的习俗，素有"冬至大如年"之说。同时，人们还认识到，此时天寒地冻，阴盛阳衰而阳气处于萌动之际，必须要注重养生，不但在生活起居上要早睡晚起，以静护阳为主，而且在饮食、药物上也需要服用一些能养阳御寒、增强体质的品种，由此而形成了特有的冬至前后食补、药补的习俗。当然，冬至前后的药补、食补也不是随意的，必须掌握以下几点：

1. 温补阳气，重在补肾 冬至前后，气候寒冷，尤其是冬至以后进入"三九严寒"，机体要御寒护体，必须要动用体内的阳气，而此时人体的阳气正好是一年之中最为衰弱的时候。因此，可适当服用一些具有温补作用的食物和药物，以固护阳气、激发阳气、补充阳气。因肾阳在人体中被中医称之为"元阳""真阳"，肾阳充足则能激发全身的阳气，故尤其要重视补益肾阳。

2. 气味厚重，作用温柔 一般的温热之品一方面作用重心在外、在上，难以持久为续；另一方面有过于温燥之弊，且以温散寒气为主，如葱姜、桂枝等，并不适合冬季使用。因冬天的阳气蛰伏于内、潜藏于下，只有选用那些气味厚重并且作用温和而持久的温补之品才能真正益阳护阳，如羊肉、狗肉、鹿茸等一些血肉有情之品，以及肉苁蓉等药材。

3. 以补为主，通补结合 冬令时节，因阳气不足，对气血的推动力下降，同时寒气能凝聚血脉，妨碍气血运行，由此出现气滞血瘀的现象。这也是阳气不足、气血不畅的人容易在天冷时生冻疮的主要原因。因此，无论是食补还是药补都必须选用一些能通行气血的品种，不能单补。

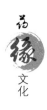

此外,虽然强调冬令进补以温阳为主,但也不能只用一些温热的食物或药物,还要注意避免过用温热之品而引起伤阴的弊端,要适当配伍一些清润之品。

20多年来,膏方之所以能在冬令时节风靡上海滩,就是因为膏方的特点非常适合于冬令进补。一说到膏方,大家都会用"滋补"这样的词语来形容,俗称"膏滋药"。民间常有自行在冬季制备简易膏方的习俗,如用芝麻、核桃与阿胶浇上冰糖熬制成膏。其实,膏方的应用由来已久,古时早有膏方进补的习俗。膏方作为一种中药应用的剂型,具有滋腻、以补为主、作用缓慢而持久等特点,符合"冬藏"的特性。同时,人们在冬季胃口普遍较好,食物容易消化吸收,使得以补为主的膏方能被充分利用。另外,古时没有冰箱等制冷电器,而膏方多为一些滋补之品,温度稍高即容易变质,在三九严寒之际食用膏方则可避免这种现象的发生。

大多数人对膏方的印象似乎就是调补,其实不然。据《慈禧光绪医方选议》记载,光绪三十一年冬,慈禧太后由于肝经有火,肺胃蓄热,气机不畅而且皮艰涩、胸膈不畅。御医张仲元、姚宝生谨拟"菊花延龄膏",将鲜菊花瓣用水在紫铜锅内反复煎煮蒸发,再兑上炼蜜煮成膏剂。每日服三四钱,用开水冲服。慈禧服后觉得口感甜美且效果非常明显。从此以后,"菊花延龄膏"成了慈禧太后常服的保健品。

对膏方的认识应了解和重视以下几点:

1. 膏方是中药应用的一种剂型 无论是作为养生保健还是用于疾病的治疗,中药的应用形式多种多样,有汤剂、丸剂、散剂、丹剂及膏剂等,不同的剂型有不同的适应证。膏方主要适用于体质虚弱者及一些慢性病证的调养与治疗。

2. 膏方口感甜美、服用方便 与汤剂相比,膏方在使用上具有不可替代的优势——食用方便、口感甜美。这也是大家乐于服用的一个主要原因,尤其是现在的膏方有一种小包装,携带也非常方便。

3. 膏方既有调养补益作用又有治病功效　在许多人的理解中，膏方就是补膏，主要是调补身体的。当然，膏方的组成、剂型特点确实非常适合于体虚调养，但同样可以用于一些慢性虚弱性疾病的治疗。如一些气血两虚的病证，可以用补益气血的十全大补膏等。

4. 一人一方，因人而异　这点非常重要，也体现了中医用药的辨证特点。每个人的身体状况、疾病状况并不相同，即使是同一个人，在不同的阶段身体状况也会出现差异，这就必须遵守"因人、因时、因地而异"的"三因"原则。在配制、服用膏方之前，应由医生开服一些"探路、开路"的中药，使膏方更具有个体性、针对性。切忌多人一方、随意服用。

此外，在对膏方的认识上，还须强调的是：

其一，上面所讲的膏方确切地说应该叫补膏或膏滋药更为妥当，主要以补为主，用于虚弱型体质和虚性疾病。其实"膏"的范围更加广泛，既有单味的中药如阿胶、龟板胶、鳖甲胶、鹿角胶等，又有作为一种剂型的应用形式、由许多中药组成的复方；既有内服的膏方又有外用的膏药；既有以补益调养为主的膏方，也有以攻邪治疗为主的膏方。

其二，虽然目前对补膏使用主要集中在冬季，但必须明确的是，冬季并非一定要进补，进补也不是非膏方不可。一年四季均可进补，只是不同的季节有不同的进补特点。冬令进补形式多样，药补、食补均可。

其三，膏方并非人人适宜，如体质壮实、健康无疾者则不必使用。

冬令进补作为历史悠久的民俗文化，是我国人民在几千年的农耕生活中对日月更替、斗转星移等自然规律的巧妙适应。千百年来，这样的民俗之所以历久弥新，其中很重要的一个原因是其背后蕴藏着丰富的中医药知识和古人天人相应的哲学思想。所以，冬至前后，无论是药补还是食补，都是在为机体蕴足精气，为来年的春生、夏长、秋收做充分的准备。

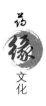

🔲 小贴士：膏方用法

膏方应每日早晚空腹一汤匙开水冲服。服用含有人参的膏方时，应忌食萝卜；膏方不宜用茶水冲饮；遇感冒发热、腹泻等急性疾病时，应暂时停服，待疾病痊愈后再服用。

胎产哺乳

十三太保保平安

说到"十三太保",人们会联想到《说唐全传》中靠山王杨林麾下以秦叔宝为代表的武艺高强的十三养子,也会想到五代后唐时晋王李克用手下十三位能征善战的儿子,甚至想到近代国民党中华民族复兴社的十三位骨干成员。"太保"本是我国古代官职的名称,是辅佐太子的官员,可见有"太保"之称的人都是那个时代的精英。殊不知在中药中也有"十三太保"的说法,它是指十三味中药,其功效不在于保家卫国、建功立业,而在于保胎。

"钱半芎归钱半芍,钱半菟丝六枳壳,八分黄芪荆芥穗,七分祈艾姜厚朴,川贝一钱姜和药,羌活甘草五分作。"这首汤头歌,说的正是著名的保胎良方"十三太保"。从古时起,不论是宫廷贵族还是寻常百姓,妇女在妊娠期间经常会到药店购买"十三太保"服用,以期保母子健康平安。目前,"十三太保"仍是孕妇安胎保胎的常用方剂。其实,所谓"十三太保",只是民间的叫法,其学名为"保产无忧方",出自《傅青主女科》。说到这里,大家不禁要问:"十三太保"究竟是什么样的中药?为什么孕妇要服用"十三太保"?

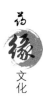

不孕与受孕后流产始终是婚后育龄妇女所面临的两大难题,特别是当今社会,不但怀孕难,受孕后保胎亦不易。不少孕妇在怀孕后常提心吊胆,唯恐流产,保胎成为孕妇乃至孕妇家属一个牵肠挂肚的问题。从中医来讲,流产的原因主要有以下三方面:

1. 先天肝肾不足 禀赋虚弱,肝肾亏虚,以致冲任不固,胎失所养。

2. 后天气血虚弱 素体虚弱,气血两虚,冲任失养,不能载胎养胎。

3. 气血运行不畅 孕后过度安逸,则气血不畅,血不归经,胞脉阻滞,胎元失养。

因此,对于孕妇来说,既要从"补"的角度出发,补气养血、补肾益气,以固冲安胎,又要从"通"的层面考虑,适当地理气活血,保证气血流畅,供养胎儿。"十三太保"正好有此功能,通补兼施,能安胎保胎,防止流产。

该方由十三味中药组成:川芎、当归、白芍、黄芪、羌活、荆芥、艾叶、川贝、菟丝子、厚朴、枳壳、生姜、甘草。此方虽然不是"大补"的方药,但却涵盖了益气、养血、活血、补肾、温经、散寒等多方面的功能,能对孕妇进行全方位地"保护",而其中起到关键的安胎功效的中药当属菟丝子。

"菟丝附女萝,引蔓故不长。菟丝及水萍,所寄终不移。"这是诗人梁江淹对菟丝子的形象描述。菟丝子,又名吐丝子、菟丝,是临床常用的补益肝肾的中药。说到菟丝子药名的来历,有一个有趣的传说。从前,江南有个养兔成癖的财主,雇了一名长工为他养兔子,并规定如死一只兔子,就扣他四分之一的工钱。一天,一只兔子的脊骨受伤了。长工怕财主知道,便偷偷地把伤兔藏进豆地,但他提心吊胆,唯恐财主发现。可是不久后他却惊讶地发现伤兔非但没死而且伤也好了。为探究竟,长工故意打伤一只兔子放入豆地细心观察,他看见伤兔经常啃一种缠在豆秸上的野生黄丝藤而很快恢复正常。长工恍然大悟,原来是黄丝藤治好了兔子的伤。于是,他便用这种黄丝藤煎汤给有腰痛的爹和其他几个腰痛病人喝,结果所有人的腰痛都好了。不久,这位长工辞去了养兔的活计，专门为人治疗腰伤，并把这味药叫"兔丝子"。由于它是草药，后人又在"兔"字头上面冠以草字头，便叫成"菟丝子"。

腰痛主要与肝肾亏虚有关，特别是与肾亏关系密切，所谓"腰为肾之府"，只有通过补益肝肾才有可能治疗腰痛，而菟丝子的主要功能就是补益肝肾。菟丝子性味甘平，归肝、肾、脾经。其功用特点可以概括为"平补固摄"：既补阴又补阳，既补先天肝肾又补后天脾胃，既能固摄精血又能缩尿止泻，是一味甘味平补、禀气中和、温而不燥、补而不滞、补中带摄的良药。所以，菟丝子非常适合于因为肝肾不足、气血亏虚而容易流产的孕妇服用，通过补益肝肾精血、固摄冲任胎元而达到保胎的目的。同时，菟丝子能健脾而补益气血，供养胎儿母体，增强体质，这也是"十三太保"中为什么要用菟丝子的原因。

当然，菟丝子的功用远不止保胎，还有以下作用：

1. 补肾固精　菟丝子补肾的最大特点在于，无论肾阴虚、肾阳虚，还是肾精亏虚都可以应用，并能通过补肾而固摄肾精。故其常用于治疗一切与肾虚有关的病证，如腰痛、遗精、阳痿、尿频等。

2. 养肝明目　菟丝子可养肝血、益肝阴，上养眼目，是治疗眼睛疾患，特别是一些中老年人虚性眼疾的要药，如老年性白内障。

3. 健脾止泻　菟丝子既能健脾补肾又能固摄止泻，对于脾肾不足引起的慢性泄泻能标本兼治。

用于保胎的"十三太保"中发挥安胎作用的主要药物是菟丝子，但应该说明的是，"十三太保"不仅仅可用于安胎，还可用于预防难产。难产的主要原因：一是气血不足，动力不够，无力促胎外出；二是产前过度安逸，临产前过度紧张，以致气机不利，气血不行，运胎障碍。"十三太保"中既有补益气血的药物以增加生产动力，又有调畅气血的药物确保气顺血和，胎安产顺。保胎与防止难产合于一方，取其辅佐太子的良好寓意，目的就是一个——生育健康宝宝。或许这就是民间称其为"十三太保"的缘由吧。

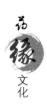

小贴士：保胎三方

中医的保胎三方分别是明代傅山《傅青主女科》中记载的保产无忧方（十三太保），明代徐春甫《古今医统》中记载的泰山磐石散，近现代张锡纯《医学衷中参西录》中记载的寿胎丸。

产后宜服生化汤

"生化汤是产后方，归芎桃草酒炮姜，消瘀活血功偏擅，止痛温经效亦彰。"这是中医方剂中的一首汤头歌诀，从中可以知道，妇女在生完小孩以后要服用生化汤。古往今来，生化汤一直是妇女产后的常用方剂，某些地区将此方作为产妇的必服之剂。大家不禁要问：产妇为什么要服用生化汤？生化汤的汤名有什么含义？

产妇在生孩子的过程中，不但气血受损，阴液流失，伤筋动骨，而且因全身用力，汗孔开泄而汗出不止。此时，产妇一方面气血不足，推动无力，致使一些应该被排出体外的陈留物质（俗称恶露）留于体内，形成瘀血等致病因素；另一方面，因产后汗孔开泄，机体易被寒气入侵，寒凝血脉，留阻胞宫，既加重恶露又导致恶露更加难以排出体外。恶露对产妇的危害一方面是因其留阻子宫，气血不畅而出现小腹疼痛；另一方面因其留阻，影响新鲜血液的生成而导致月经不调，所谓"恶血不去，新血不生"。因此，必须要给予刚生完小孩的产妇温通行散之品以祛除恶露，同时应补益气血，这样恶露瘀血祛除，新血产生，产妇才能恢复正常。生化汤正因有此功能，能够祛瘀生新而名"生化"。

生化汤的这一功用与其药物组成有关。当归、川芎、桃仁、炮姜、炙甘草，这些药物都有一个共性——药性偏温。这也符合"产前宜凉，产后宜温"的饮食与用药原则。全方虽然只有五味药物，但却体现出祛瘀生新、温经止痛、气血同调的功用特点，其中最为重要的中药非当归莫属。

当归，又名秦归、云归，古有"十方九归"之说，是临床最常用的补血药之一。当归性味甘辛而温，甘温能补，辛温能行，且主归与血液有关的心经、肝经、脾经。当归从药用的角度上讲有两大特点：调血专药，既补血又活血而以补血为主；其所有的功用，不论是调经、止痛，还是通便、止咳等，都与其补血、活血有关。关于当归补血活血的功效，有这样一个动人的传说。很久以前，有一对夫妻十分恩爱，但不幸妻子患上怪病，面色无华，而且每隔一月就出现小腹疼痛难忍的情况，多次求医无效。丈夫决定亲自去一座人迹罕至的深山采药，发誓一定要治好妻子的病，临行前对爱妻说："我如三年不归，那就是我死了，你可以改嫁他人。"不料他果然三年未归，可怜的妻子为生活所逼，不得已选择了改嫁。谁知事隔不久，前夫采药归来，妻子后悔不已，觉得对不起前夫，便将前夫采来的药大量服下，意欲自杀，结果反而把病治好了，后来人们就把这种药草取名为"当归"。

目前对当归的应用主要有以下几方面：

1. 血虚证 当归可用于一切的血虚病证，常与黄芪配伍，如当归补血汤。

2. 血瘀证 当归可用于瘀血阻滞病证，常与川芎、桃仁、红花等配伍，如桃红四物汤。

3. 血虚寒凝证 当归可用于血虚寒凝之冻疮、痛经等，常与生姜配伍，如当归生姜羊肉汤。

4. 月经不调 当归是调经的要药与专药，无论是血虚还是血瘀引起的月经不调，都可以用当归，如四物汤、温经汤。

5. 肠燥便秘 当归适合于产后、术后的血虚肠燥便秘，常与桃仁、地黄配伍。

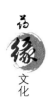

此外,当归补血活血的功效能够帮助创面的愈合,是治疗外科疮疡的常用药。

作为妇科要药,当归在产妇"坐月子"期间是如何体现它的价值呢?主要有以下三方面。

首先,妇女分娩后身体虚损,气血不足,此时应以补益气血为先,而当归功善补血,通过其补血的功效,改善全身的血虚情况。

其次,针对产妇恶露不行的情况,当归可以通过其活血的功用,散血止痛、祛瘀生新,补中有动,行中有补,有益于恶露的排尽与全身气血的恢复,生化汤祛瘀生新的核心就在当归。

最后,由于产后汗出太过、失血过多,致使津液亏损,营血虚少,肠道失于濡润,传导不利,而致大便秘结,这也是产妇经常遇到的难题。此时,治疗上应以滋阴养血、润肠通便为主。当归一方面通过其润肠的功效直接促进大便的排出,另一方面又可针对血虚情况,通过补血使得肠道得以滋养,从而达到标本兼治的目的。

不论是剖腹产还是顺产,生化汤都有着自己独特的功用,其特点在于祛瘀生新,其核心在于中药当归。因此,即便在科技发达的现代,生化汤仍有着旺盛的生命力与广泛的市场需求,成为目前各大中、西医院普遍应用的产后方药。

平凡珍贵鸡子黄

"坐月子"是颇具中国传统色彩的一种习俗,历史悠久,距今已有两千多年的历史,已形成了一套约定俗成且广泛流行的民俗。虽然各地由于气候、环境及生活习惯等的不同,"坐月子"的形式不完全一致,"坐月子"的时间也无定论,有的以 1 月为期,有的则主张为 6 ~ 8 周,但"坐月子"作为一种传统的习俗,体现出的文化内容却是一致的,更是与中医药文化有着千丝万缕的联系。中医药文化贯穿于"坐月子"的方方面面，尤其是月子期间的饮食。

我们知道，"天天吃鸡蛋"是传统坐月子的习俗。有这样一个月子里吃鸡蛋的有趣传说：在漓江边有一条小溪，在小溪的东西两岸，隔溪住着两户人家。东家的儿媳是西家的千金，西家的儿媳是东家的小姐。因为溪水急，没有桥，要想进亲家的门得绕很远的路，所以他们都没有进过对方的门。巧的是，两家儿媳在同一天分别生子。东家亲家母爱清洁，煎荷包蛋给月子里的儿媳妇吃，不管是三个、五个、十个，都顺手将蛋壳扔进灶膛里烧了，既干净又卫生。西家亲家母个性较随意，蛋壳总是随意乱丢。娃娃满月了，两家同天办满月酒。这一天，东家堂屋光亮、庭院整洁，西家却凌凌乱乱，急忙请左邻右舍来帮忙打扫。一打扫，光蛋壳就有两大箩筐，从厨房里抬出来后"哗啦啦"倒在了溪边竹坡脚。客人们便误以为西家儿媳妇蛮享福，月子里吃了这么多蛋，而东家亲家母连蛋也舍不得给儿媳妇吃。这些话传到了西家亲家母的耳朵里，她以为女儿在东家受了亏待，从此两家便有了矛盾。待东家儿媳妇带着嫩娃娃，绕远道回西家娘家"走月"，把实情对母亲说了，西家亲家母才知道东家亲家母一点也没有亏待自己的独生女，两家又和好如初。从那以后，漓江一带就形成了一个习惯，月子里要吃荷包蛋，而且蛋壳要等到孩子满月才能倒掉。

这里大家一定会产生疑问：鸡蛋是非常普通的食品，固然有着较高的营养价值，为什么要特别强调产妇"坐月子"期间一定要吃呢？"坐月子"吃鸡蛋与中药有什么关系？

的确，鸡蛋富含蛋白质，对产妇确有帮助恢复的作用，同时，鸡蛋中有一味很有价值却鲜为人知的中药——鸡子黄，通俗地说，就是鸡蛋黄。

作为药用，鸡子黄性味甘平，性质平和，能通补气血阴阳，归心、脾、肾经，具有滋阴补肾、养血补心、健脾和胃的功效，主要用于脾胃

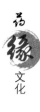

虚弱之消化不良、食欲不振、神疲乏力，阴虚血亏、心肾不交之心烦不眠、四肢抽搐，以及虚劳吐血等病证。由于大家早已把鸡蛋黄作为食品食用，平时中药处方中几乎不出现鸡子黄，所以很少有人认识到这是一味具有良好养生保健及治疗作用的中药。古人早就认识到鸡子黄的药用价值，它作为药用历史悠久，如医圣张仲景就有一张治疗心肾不交、阴血不足的名方——黄连阿胶鸡子黄汤。

那鸡子黄为何在"月子"里有着如此广泛的应用？产妇因分娩而气血亏虚，全身可谓是伤筋动骨，素有"产后百骸空虚"之说，身体处于一种脏腑功能虚弱、元气受损、气血双亏，特别是阴血亏虚的状态，此时自当以"补"为主。至于补什么及如何补，这里要注意三点：既然已经气血不足、阴血亏虚，当然要直接补益气血、养阴补血。同时，必须要调养、恢复其自身的脏腑功能以产生气血，这就需要补益脾胃。此外，产妇生育后的一项主要工作就是哺乳婴儿，因此不要随意使用那些虽能补益但药力较峻的中药，应尽可能选择性能平和、具有补性的药食两用品。鸡子黄正好符合这几点：性能平和，口味适宜，能健脾和胃、补益气血阴液、养心补肾安神，多作为食用，且应用便利。

需要指出的是，有些地区产妇分娩后就吃鸡蛋，或者每天吃很多鸡蛋，认为吃得越多，身体恢复越快，这些都是不合理的。产妇对于鸡蛋的食用，应注意以下三点：首先，产后24小时内应以流质或半流质的清淡食物为主，不宜立即吃鸡蛋，因为分娩后产妇脾胃功能很虚弱，这时候如果大量进补，势必造成补品在脾胃壅滞，反而不利于身体恢复。其次，鸡蛋不宜吃太多，每天最好不超过3个，否则会影响消化功能。最后，鸡蛋不要生吃，以煮食为佳，或者做成鸡蛋羹、蛋花汤等，易于消化吸收。

因此，作为一味中药，鸡子黄可以说是平凡而珍贵。说它平凡，是因为它普通到人可皆食而忘之；说它珍贵，是因为它珍贵到是产妇饮食的座上宾。

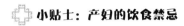
小贴士：产妇的饮食禁忌

产妇忌食韭菜、辣椒、胡椒、茴香、酒等辛辣食物，以免引起内热上火，出现口舌生疮、大便秘结或痔疮等，也避免婴儿吃奶后引起口腔炎症等问题；忌吃冷菜冷饭，以免损伤脾胃，还可能引起产后腹痛、恶露不行等疾病；忌饮茶，因为茶内的咖啡因可通过乳汁进入婴儿腹中，引起婴儿肠痉挛。

通乳妙药王不留

产后缺乳，是指产妇乳汁极少，甚至没有，不能满足基本的哺乳需要，是妇女"坐月子"与哺乳期间面临的一大难题。因此，民间有产妇在哺乳期特别是在"坐月子"期间吃鲫鱼汤、猪蹄黄豆汤以下乳的习俗。

近年来，一些月子公司配备月子餐时，往往会用一些中药，其中王不留就是常用品。人们对产妇吃鲫鱼汤、猪蹄黄豆汤来通乳都能够理解，但对于月子餐中加用王不留则不知所以。这里涉及引起缺乳的原因，主要有两个方面：一方面是由于体质虚弱、气血不足而致生产乳汁的原料不足；另一方面是因为情志不遂、气血不畅而致运输乳汁的通道出现了拥塞。如是因气血不足、原料不够引起的缺乳，用鲫鱼汤、猪蹄黄豆汤应当有效，因它们都能通过补益气血而增加乳汁，但对情志因素引起的乳道不畅则无明显效果。那么王不留用于通乳的原理是什么？又应用于什么类型的缺乳呢？

"坐月子"期间，产妇的角色发生了显著的变化，由此也带来了心理、精神上的改变。如产妇对分娩时的疼痛与不适记忆犹新而感到紧张、恐惧，对是否有能力抚养婴儿产生焦虑，担心自己失去原有的魅力

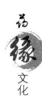

而心生恐慌，同时可能因所生小孩的性别与期望不一致而压力重重，等等。这些因素使产妇情绪低落，出现情志不畅，肝气郁结，导致乳汁淤积，乳道不畅，乳汁稀少，这也是在临床上发生产后抑郁症的原因。因此，治疗这类乳汁稀少，不应以补益气血为主，而应重在畅通乳道。既要根据个人身体状况及病因选药，又必须选择能够畅通气血以通乳的药物。王不留就是这样一味通乳专药。

王不留，又名王不留行、留行子、王牧牛，是石竹科植物麦蓝菜的干燥成熟种子。这味药物性味苦平，功用特点可以概括为一个字——通，可通经、通乳、通淋。主要用于以下几个方面：

1. 瘀血病证 因王不留有良好的活血化瘀、畅通血脉的功效，可用于血瘀引起的痛经、闭经。

2. 淋证 王不留既能活血通经又能利水通淋，故湿热、结石等引起的以尿频、尿急、尿痛等为主要表现的淋证用之有效。

3. 产后乳汁不下 王不留常用于气血不畅、乳道不通的产后缺乳。因其能通利血脉，疏通局部乃至全身的气血，使得运行乳汁的通道恢复正常。值得一提的是，在通乳方面，王不留与穿山甲有着类似的功效，临床经常将两者配合使用，通乳能力更强，正如明代医药学家李时珍在《本草纲目》中引用的民间俗语"穿山甲、王不留，妇人服了乳长流"。

关于王不留通乳的功效，有这样一个传说。西晋文学家左思的妻子产后乳汁不下，婴儿饿得哇哇叫，左思正欲外出寻求催乳良方，忽然听到山外传来歌声："穿山甲、王不留，妇人服后乳长流……"左思急忙来到山上，原来歌者是位民间医生，他告诉左思，这两味中药是他家的祖传秘方，凡产妇无乳，服之非常灵验。左思带上医生所配的药粉，赶回家中，用甜酒给妻子冲服，果然很快见效，乳汁源源不断。左思感慨万分，便吟诗咏药，使灵验的药方广为流传。他在诗中写道："产后乳少听我言，山甲留行不用煎。研细为末甜酒服，畅通乳道如井泉。"

由此可见，王不留的特性就是"行而不住也"。其药名亦生动形象地展示了它的特点，使产妇乳汁长流，即使是帝王也不能使其停留，仍然源源不断，通行无阻。

说到通乳，不能不提一味与之正好有相反作用的药物——麦芽。麦芽，又名麦蘖，大麦蘖，大麦芽，是由大麦的成熟果实经发芽干燥而得，具有回乳消胀的功效，是众多中药中为数不多的具有较好回乳功效的药物。在回乳方面，主要针对的是需要断奶、乳汁郁积、乳房胀痛难忍的人群，可以单用大剂量的麦芽，剂量在 50～120 克之间。但这也提示授乳妇女不宜使用麦芽，用之则有可能导致其乳汁减少，甚至无乳汁。

产后缺乳不仅困扰妇女，更是影响到孩子成长的一大难题，而中药在这方面具有独特的作用。不论是王不留还是穿山甲，可以助产妇下乳而孕育婴儿，尤其对于气血不畅，乳道不通的缺乳有着良好的疗效。因此，在产妇缺乳现象频发的当今时代，虽然出现了乳汁的替代品——奶粉，但是其营养价值毕竟不如人乳，故而王不留这类具有通乳功效的中药被应用得愈加频繁，甚至成为了产妇月子餐中的一部分。

小贴士：穿山甲

穿山甲为鲮鲤科动物穿山甲的鳞甲，是临床常用的活血化瘀药物。它性善走窜，内通脏腑，外透经络，功能活血消癥、通经下乳、消肿排脓。本品可用于瘀血阻滞的积聚、经闭、风湿痹痛，产后乳汁不下，疮疡肿毒等，目前在肿瘤疾病、妇科疾病、风湿科疾病等方面应用广泛。

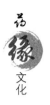

美 容 美 甲

内外兼养红花美

随着生活水平的提高,人们越来越关注与追求生活质量,其中美容已成为一种生活时尚,成为许多人特别是青年女性心驰神往的生活方式的一部分。其实,爱美之心人皆有之,自古皆然,美容也是一种扎根于传统文化的民俗。早在尧舜禹时期就有妇女以铅粉化妆,商周时期妇女便用胭脂涂面。所用的这些"化妆品"常常以中药调制而成,而这也根植于古人对于中药的理解。

"祁连冷雪染胭脂,一线明眸烁黛眉",胭脂是我国古代妇女最常用于涂在面颊和口唇的化妆品。关于胭脂的起源,众说纷纭,但不论是马缟在《中华古今注》中的记载,或是习凿齿在《与燕王书》中的描述,抑或是段公路的《北户录》中,都提到了一种在制作胭脂时所需的原料,那便是"红蓝花"。而这种叫作"红蓝花"的植物,正是一味十分常用的药物——红花。红花色质鲜红,具有染料样的作用,无疑是化妆的上佳之选。因而,以红花汁凝制的胭脂润色,或是以红花外洗皮肤都能够通过色彩的调和改善人的容颜、肤泽,使女性的颜面皮肤变得更为红润光泽。

红花的外用价值并非因为其鲜红的花汁,而是因其具有活血化瘀、畅通血行、通经止痛的功效。宋代顾文荐《船窗夜话》中就记载有这样一个医案:有一妇女产后病危,家人请来当时的名医陆日严诊治,待他赶到病家,患者气已将绝,惟有胸膛微热。陆日严诊后考虑再三说:"此乃血闷之病,速购数十斤红花方可奏效。"主人如数购来,陆日严用大锅煮红花,沸腾后倒入三只木桶,取窗格放在木桶上,让病人躺在窗格上用药气熏之。药汤冷后再加温倒入桶中,如此反复,过了一会儿,病人僵硬的手指开始伸动。半天左右,病人渐渐苏醒,脱离了险境。

这个病案的核心就在于患者出现"气已将绝"的现象并非是病人阳微欲绝的危象,而是由于瘀血停留在胸膈,气血不畅、上下不通所致,故其胸膛仍有微热。因此当以活血化瘀为治疗原则,而患者已无法口服中药,故只能运用大剂量的红花药浴以改善病情。可见红花确有显著的活血作用。临床广泛用于各种血行不畅、瘀血阻滞引起的病证,如跌打伤痛、头身痛、腹痛、胁痛、胸痛、痛经、月经不调、产后腹痛、恶露未尽等。目前,红花常用于多种心脑血管疾病,如中风、血管性头痛、冠心病、心肌缺血等的治疗。

不仅如此,红花的药用价值也在美容中得到体现。一个人肌肤是否光泽细腻,脸色是否红润,毛发是否乌密,通常与血液是否正常运行关系密切。血液流动畅通,能够润泽毛发、肌肤,则发密肤润、面色红润。反之,血行不畅,瘀血阻滞,则毛发、肌肤得不到滋养,而表现为发枯、肤燥、面色晦滞。另外,由于瘀血阻滞,血脉、经络不通畅,也会导致毒素淤积,代谢紊乱而出现斑疹、肥胖等临床表现。此时以适量红花内服,便可以活血化瘀、畅通血行,改善由于瘀血而引起的上述症状,一定程度上也可以起到"以内养外"的美容作用。

还有一味尽人皆知且名字与红花十分相似的中药——藏红花。藏红花又名西红花、番红花,素有"天下第一花"之称。两者一字之差,主要功效相似,均以活血化瘀为主,但无论是科属来源、作用强度、应用

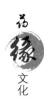

范围,还是用量、价格等都大相径庭,而目前对其认识和应用上都存在着不少误区与盲点,实有必要予以纠正。

首先需要指出的是,目前很多人认为藏红花产于西藏,这是不对的。其实西藏本身并不产藏红花,藏红花的原产地在地中海沿岸的希腊、西班牙等欧洲国家及中亚等地区,目前以伊朗产量最大。之所以用"藏"字来命名,是因为它从地中海沿岸经印度、伊朗等地传入西藏,集于西藏后转运至内地,成为古代西藏进贡朝廷最贵重的药材之一。目前,国内已有人工栽培的藏红花。

其次,藏红花的科属为鸢尾科,而普通红花为菊科。藏红花的产量极低,随日升而开,随日落而谢,犹如昙花一现,快速枯萎,之后花柱也就失去了它原有的药用价值,给采摘带了巨大的困难。一千克上等藏红花大概需要从将近二十万朵花中人工剥离方可采得,故藏红花被誉为"植物中的黄金""红色金子"。因此,藏红花的价格远远高于普通红花。

再者,藏红花、红花虽然都具有活血通经的功效,但是前者的力量较后者强。且藏红花具微寒之性,药性较为平和,还具有凉血解毒、解郁安神的作用,对于热毒发斑、发疹及心烦失眠等具有一定疗效,有"血管中的清道夫"之美称。所以,从药用价值而言,藏红花更为名贵。

最后,在用量方面,两者也相差甚远。一般而言,藏红花多不外用,以内服为主,可以单独服用。如用于养生,藏红花用量一般控制在1克以下,用于治疗,用量也不宜大,多在3克以下。红花可以外用,用量可大,视具体病证而定,内服一般不单独使用,常配伍其他药物同用,用量多在10～30克之间。

应当特别强调的是,目前社会上流行使用藏红花,而且用量也普遍偏大。这种现象不宜提倡,尤其是女性在月经期间,不要随意自行使用,更不能大量使用,否则会引起出血现象的发生。

总而言之,在悠久的中国传统文化中,美容不仅仅等同于外在的娇美。固然面色的润泽、毛发的光亮、身材的匀称等往往可以通过化妆穿着来实现，但就如以胭脂润色美容一样，只是一时的。真正的自然美必须根植于内在机体的平衡和气血的畅达。古时的人们深知这一点，红花外用以润色，内服以养颜，正是对中药与民俗文化相融互通的完美诠释。

小贴士：藏红花的真伪鉴别

泡水法：藏红花入水后可见橙黄色，并且直线下沉，逐渐扩散，水溶液为黄色而非红色，通透明亮无沉淀，且水面无油状漂浮，用棒搅动不易碎断。

观察法：将藏红花摊开在白纸上，用放大镜观察为上宽下窄，上端膨大呈喇叭状，如龙头凤尾。

挤压法：用白纸挤压藏红花，其质虽油润但纸张上不留有油迹，另蘸水后用白纸揉搓为金黄色。

指尖彩韵凤仙花

从古至今，女性对于美的追求可以说是永无止境，特别是一双纤纤玉手更是受到无数女性的重视。于是她们通过涂抹各种染料来美化指甲，在方寸之间流露出对美的渴望。其实，美甲远不是涂上一层指甲油那么简单，现代美甲已经发展到豹纹、水绘、4D浮雕等，更有"中药美甲"之说。

"要染纤纤红指甲，金盆夜捣凤仙花"，说的就是古人"夜捣凤仙花"的故事。夏日，妇女们采摘一些花朵，将其放在小钵中加上少量明矾捣碎，再将花汁浸染在指甲上，用树叶或丝帛包裹。隔上一夜，指甲就变成了淡红色，重复浸染多次，颜色就变得鲜艳饱满，数月不褪。李时珍在《本草纲目》中也曾记载："女人采其花及叶包染指甲。"这种在古代被

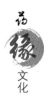

女子用作指甲染料的凤仙花,其实也是一味中药。

凤仙花又叫指甲花、透骨草。"透骨"一词,生动形象地描述了凤仙花作为指甲染料的特点与优势,其色鲜红透骨,其效经年乃消,生命力顽强,在很大程度上满足了女性对于染甲的需求。因此,用凤仙花染甲这一习俗一直风靡于各族妇女之间,尤以回族妇女多见。目前在我国新疆地区,仍保留着女性直接用凤仙花染甲的风俗,有人甚至认为凤仙花已经成为新疆地区女性的专用化妆品。鲜红的指甲是生命力旺盛的表现,所以用鲜红的凤仙花将指甲染红这一民俗,折射出当地百姓认为此法能助其生命力更为顽强与旺盛的信仰。

作为药用,凤仙花是一味常用的祛除风湿、活血止痛、解毒消肿的药物,主要用于风湿病、瘀血阻滞引起的痛经、跌打伤痛,以及一些皮肤病,如鹅掌风、灰指甲等。

关于其活血消肿的作用,有这样一个凄美的传说:很久以前,在福建龙溪有个叫凤仙的姑娘,与一个名叫金童的男子相爱。一天,县官的儿子路过此地,见凤仙漂亮可爱,顿生歹心,前来调戏,被凤仙臭骂一顿。凤仙知道县官儿子肯定要来找麻烦,于是决定与金童一起投奔外地。凤仙只有父亲,金童只有母亲,两老两少连夜启程远走他乡逃难。途中金童的母亲患病,闭经腹痛,荒山野岭又无处求医访药,四人只好停步歇息。眼看衙役就要追上,无奈之中凤仙、金童拜别父母,纵身跳入万丈深渊,两位老人强忍悲痛,将凤仙金童二人合葬。晚上两位老人依坟而卧,凤仙和金童夜间托梦给父母,告之山涧开放的花儿能治母亲的病。次日醒来,果见山涧满是红花,红似朝霞。于是二老采花煎汤,母亲服后果真药到病除病。因其闭经腹痛与情急劳累、肝郁不疏、瘀血阻滞有关,而凤仙花正能活血消肿,故而药到病除。

凤仙花在染甲方面的应用除了与其能染色有关以外,也与其药性有关。用凤仙花涂染指甲除了美甲以外,也能防治一些皮肤病、灰指甲等。在古代,女性的社会地位较男性低,因此各种农活、家务活大多由女性操持。在劳动过程中,她们的双手不可避免地会接触到一些污染物质而刺激皮肤,久而久之就会导致各类痈毒疔疮,甚至鹅掌风、灰指甲等疾病。从中医来讲,这类疾病大多与瘀、毒、湿等因素有关,要防治这类疾病的发生发展就必须应用能够活血、解毒、除湿的药物,凤仙花正好有此功能。此外,流行应用凤仙花染甲的一些地区如新疆,由于气候干燥,有些女性的指甲周围乃至整个手可能会出现皮肤开裂的现象,而凤仙花因其能活血而促使血行,可以加速皮肤裂口的愈合。因此,凤仙花既能在色彩上展现它的魅力,还能通过本身所具有的功效为女性的指甲、皮肤进行日常保健,从而起到美甲的效果。

古往今来,应用于美甲的中药,不论是凤仙花还是其他,大多是集染料和药用功效于一身,而且它们的功效大多与活血密切相关。将这些中药应用于美甲这一民俗中,不仅能通过色彩增添女性指尖上的妩媚,还能达到活血通经消肿的效果,使得局部乃至全身的血瘀情况得到改善,这充分体现了古人的智慧与中药的神奇魅力。

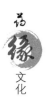

香道文化

质重味芳燃沉香

在古代,焚香与品茶、插花、挂画并称为上流社会优雅生活中怡情养性的"四般闲事",并且留下了"红袖添香"的佳话。南宋爱国诗人陆游更在诗中写道:"官身常欠读书债,禄米不供沽酒资,剩喜今朝寂无事,焚香闲看玉溪诗。"从中医的角度讲,焚香属于中医外治法中的气味疗法,而制香所用的原料,绝大部分为芳香药物。由此可见,焚香这一民俗文化与中药也有着千丝万缕的联系。

"博山炉中沉香火,双烟一气凌紫霞",作为"沉檀龙麝"四大名香之首,沉香因其香品高雅难得,素有"百香之王"的美誉,为香之极品,备受文人雅士、帝王贵胄的喜爱。其实,沉香并不是一种芳香的木材,而是瑞香科乔木植物经过雷劈、虫蛀、菌类感染等自然因素的破坏使树脂在受伤部位聚集,成为一种沁合了油脂成分和木质成分的固态凝结物。沉香的珍贵之处在于,其形成过程相当漫长,往往需天时地利方能凝聚,所以古人称沉香是"集千百年天地之灵气"而成。在宋代有"一两沉香一两金"的说法,到了明代更是变成了"一寸沉香一寸金"。2010年国庆期间,在海南沉香协会于上海举办的沉香展上,最贵的沉香价格高达每克5万元，比黄金还要高出上百倍。而质黑芳香，入水能沉的特性，也决定了沉香在生活与药用领域中独特的用途和地位——集闻香、治病、把玩、收藏于一身。

沉香在生活中的应用主要体现在作为闻香原料。沉香特有的幽香之性，使其作为香料燃烧时所散发的气味清香独特、高雅清净，能够安定心神，易使人心平气和，心境安宁。古代文人雅士常在读书、品茶、弹琴、静坐时，点上一炉上好的沉香，使自己静心契道。此外，沉香之香气还可用于祛除居处环境的湿气和驱蚊除菌，以改善空气质量和生活环境，有间接的防病治病作用。比如挥霍无度的隋炀帝，每到除夕，必焚沉香数十车以净化空气，方圆数十里都能闻到此香。到了唐代，皇宫中以各种形式应用沉香，宫中多有沉香阁、沉香亭、沉香柱、沉香床，人们用香炉烧沉香，以久久不散的香味来驱除宫内阴秽之气。近年来，在书房、卧室、客厅点燃沉香以净化空气，或亲朋好友品茶闻香的习俗也越来越普及。

作为药用，沉香的应用最早见于梁代陶弘景的《名医别录》。沉香的药用特点就体现在药名上——质重芳香，因芳香而使其具有行散之能，因质重使其具有沉降之用，沉香的主要功用都是围绕着行气、降逆这两个方面。

关于沉香行气降逆的功效，还有这样一个传说。在很久以前，海南有个年轻人早年丧父，与母亲相依为命，十分孝顺。其母患有胸腹胀痛之病，发作时胸腹胀满，疼痛难忍，不思饮食，甚至呕吐清水。年轻人看着母亲病痛的样子，心情焦虑，夜不成寝，只是苦无良方。一天傍晚，他荷锄回家，走到村头看见一群人围着一位鹤发童颜的老者正在求医问药。年轻人挤入人群，向老者说明母病，求问老者有何良方。老者取纸笔疾书数语，递给他，嘱其按照字条去做，必能医好母病。年轻人回家打开字条在灯下细看，上面写着"深山处，水沉香。山岭高，山路险。是孝子，不畏难。采得水沉香，一半焚香闻，一半入水煎。孝心可以感

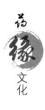

天地，高堂母病定能愈。"年轻人看罢，暗下决心，为治母病，千难万阻也要上山走一趟。他克服山路陡峭、荆棘丛生等险阻，终于找到了结有沉香的香树。年轻人大喜，遂将沉香采摘回家，按老者所嘱，给母亲服用。真是皇天不负有心人，年轻人的母亲果然痊愈。

沉香性味苦辛而温，归脾、胃、肾经，具有行气、止呕、平喘的功能。主要用于以下几方面：

1. 胃痛腹胀 由于饮食生冷或感受寒气而导致气滞不畅，可出现胃脘或腹部胀痛、食欲不振等。沉香性温而散寒，气味辛香而行散，能够行气止痛，特别适合于因寒而致的胃痛腹胀。轻则闻香有效，重则配伍木香等药同用。

2. 胃寒呕吐 呕吐总由胃气上逆所致。如呕吐是感受寒气所致，治疗上既需要温散寒气又要降逆胃气，沉香两效兼而有之，性温散寒，质重降逆，故能温中降逆止呕。

3. 久咳久喘 沉香只用于一些慢性的虚证咳喘。这些患者往往咳喘时间较长，短则几年，长则十几年甚至几十年，主要表现出肺肾两亏的特征：动则气喘、张口抬肩、呼多吸少，多在寒冷、劳累后发作或加重。沉香质重下行，温肾散寒，能将上浮之气下归于肾，即中医所谓的"纳气平喘"。

需要说明的是，由于沉香极其昂贵，即使其行气止痛、降逆止呕的作用较好，但一般因胃痛腹胀或呕吐而服用沉香者并不多，更多的还是以闻香为主。目前药用沉香主要是以治疗一些虚性咳喘为主。此外，药用沉香其实用的主要是沉香木，与闻香所使用的沉香树胶有所不同。

无论沉香是作为药用还是闻香使用，都离不开其独特的香气，而且两者往往有连同作用。如在阴寒之时或处所，燃上一炉沉香，一方面发挥其温通祛寒的功效，以防阴寒之气侵袭机体，另一方面能驱散机体内的阴寒之气，对寒凝气滞引起的胃痛、腹胀甚至痛经等都有一定的缓急和治疗作用。因此，焚烧沉香，既可以享受到清香的气味，又可以起到养身保健乃至治病除疾的效果，真可谓是一举两得。

祸福相依道麝香

古装电视剧中，我们常常可以看到后宫的妃嫔们为了争宠夺权而不择手段的情景。其中，有一味中药被她们频繁使用，那就是麝香。比如《甄嬛传》中，甄嬛刚入宫所居住的碎玉轩树下埋有麝香，致使芳贵人小产；皇帝专门为飞扬跋扈的华妃配置的"欢宜香"熏香中含有大量麝香，致其终身不孕；甄嬛怀孕后用了掺有麝香的"舒痕胶"，在太阳下跪了不足半个时辰，导致流产；祺嫔身上的一串麝香珠乃是皇后所赐，这也是导致她不能怀孕的重要原因。一时间，妃嫔们谈"麝"色变。虽然影视剧经过了艺术上的加工，但是麝香到底有什么特性致使如此众多的妃嫔或流产或不孕？

其实，麝香是一味既可作为香料又可作为药材的名贵物品。麝香又叫元寸香、当门子、麝脐香、香脐子，是鹿科动物雄麝肚脐近旁香囊中的分泌物，经干燥后呈颗粒状或块状，有特殊的香气，是雄麝寻找配偶的引诱剂。

麝香最大的特点在于强烈而持久的香气。"麝香"一词就取自它香气四射的特点，正如李时珍所说："麝之香气远射，故谓之麝。"作为一种异常名贵的动物性香料，麝香与河狸香、灵猫香、龙涎香并称"四大动物名香"，而麝香是所有香料中最强烈、最耐久的一种，有"香之极"之称，被誉为"诸香之冠"。麝香无论是作为生活中的香料应用还是作为一味名贵药材使用，都离不开其特有的香气。

作为香料，麝香不但气味芳香之极，而且具有极强的保香力，能固定与之配合的其他香料的香气，是一种良好的定香剂，是古今中外制造各种高档化妆品和优质香精必不可少的原料。在我国出土的两千余年前的贵妇人化妆匣中就有麝香。唐代，麝香被列为宫廷用品的定香剂，从

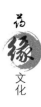

而成为豪华和尊荣的象征。

作为药用，麝香最早记载于《神农本草经》。有一个有趣的传说可以说明麝香的主要功用。很久以前，一对张姓父子居住在深山老林，以打猎为生。一天，父子俩打猎，儿子为追捕一只野麝不慎掉下山涧。张老汉来到山涧，发现儿子晕倒在地，他急得团团转。猛然从他儿子身旁传来奇特浓烈的香气，沁人心脾，儿子也慢慢苏醒过来，并贪婪地吸着这缕缕奇香，身上摔伤的伤痛也逐渐消散。张老汉翻开儿子身旁的泥土仔细查看，发现一个鸡蛋大小、长着细毛的香囊，且有一种特异的香气。张老汉就把这个香囊放入儿子的衣袋中，不久儿子的病情就痊愈了。后来，每遇到有人突然晕倒，张老汉就用香囊急救，屡获奇效。此事被当地的县太爷得知，便派衙役将香囊抢去，交给小妾。小妾将香囊随身携带，哪知已怀三个月的胎儿却坠了下来。

这则传说十分生动地展示了麝香的主要功用：开窍、止痛、引产。而这三个功用与麝香所具有的芳香之性息息相关。对麝香的性能、功用，自古认识一致：性味辛温，辛香走窜，主要归于与人的精神意识活动及血液循环有关的心、脾二经，故具有开窍醒神、活血消肿止痛、催产下胎的功效。麝香主要用于以下几个方面：

1. 神昏 一些危重、危急病证，如中风、中暑、癫痫、脑外伤等出现突然昏厥、神志昏迷、不省人事等。麝香的开窍力量强大，可用于一切原因引起的神昏，可以说是对症用药，且起效迅速，因此被称作"急救良药"。

2. 顽固性痛证 一些顽固性、久治不愈的疼痛，如风湿痹痛、腰腿疼、心腹暴痛、痛经、跌打伤痛等都可以用麝香治疗，单用即效。目前常用于心绞痛、坐骨神经痛、顽固性血管性头痛、类风湿关节炎等疾病。如麝香保心丸就是以麝香为主要药物，对心肌缺血、冠心病等有非常好的疗效。

3. 难产，死胎，胞衣不下 麝香引产下胎的作用确切无疑，但现代多不使用。相反，孕妇不但不能使用麝香而且要远离麝香，以免流产。

此外，由于麝香能消肿止痛、活血通经，故常用于治疗一些程度严重的疮疡肿毒，特别是咽喉肿痛，如治疗咽喉肿痛的六神丸中就有麝香。

目前临床上单独使用麝香的并不多，即便用之也主要是以外用为主，一般不入汤剂，其更多是用于配伍其他药物，而且常入丸散剂。此外，麝香用量很小，主要有三方面的原因：一是名贵，二是作用显著，三是副作用明显。因此，无论是闻香还是药用都应掌握一个原则——量小时短。尤其是在应用时间的把握上，不管是单用还是复方使用，都不可以长期使用，否则会导致全身乏力、精神倦怠、机体应激性下降等副作用的产生，即所谓的"芳香耗气伤阴"。

可以发现，作为动物香料，麝香在很长一段历史时期被广泛应用，特别是在宫廷中使用频繁。如今，当我们走近麝香，揭开它的神秘面纱，发现的是其强烈的芳香走窜之性，因此具有开窍、止痛、引产的功效，而谈"麝"色变的情景，只是麝香引产功效的不当应用。此外，麝香独特无比的香气一方面决定了其作为香料和药材的应用范围与地位，另一方面也限制了其使用的范围与时间。

小贴士：麝香保心丸

麝香保心丸具有芳香温通、益气强心的功效，可用于心血管疾病的防治。若出现胸闷心悸、心前区疼痛等心脏不适症状，立即舌下含服1～2粒，可缓解症状。

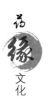

篇 后 记

  经过这一系列民俗文化活动描述，中药与民俗的交融告一段落。大家是否有一种既熟悉又陌生的感觉？那原本用来治病祛疾的中药竟与我们的生活有着如此紧密的联系，不但成为传统节日节气的一部分，更是存在于日常生活的方方面面。

  从春天到冬天，从春节、端午节、三伏天、重阳节到冬至，我们周围都蕴含着中药的情怀。由于各个时期气候、环境等方面的差异，不同类别的中药在不同时期被应用而为人类的健康保驾护航。在气温升高、环境潮湿、五毒活动频繁的端午节，艾叶、菖蒲、雄黄等具有芳香辟秽、解毒杀虫作用的中药得以应用，更是形成了历史悠久的"香囊文化"；在烈日炎炎的三伏天，绿豆、莲子、藿香等一些能够清热解暑、宁心安神的中药发挥了不可替代的功用；而在"阴极之至，阳气始生"的冬至节气，膏方成为了民俗活动中一道亮丽的风景线。

  女性胎孕、分娩、月子直至哺育的过程，同样洋溢着中药的气息。在这一过程中，人们不断积累、不断总结，形成了一套约定俗成且广泛流行的民俗活动，涉及衣着、饮食、卫生、情志调理等多方面。其中不论是保胎的"十三太保"、产后宜服的"生化汤"、月子餐中的鸡子黄，还是促进乳汁分泌的王不留，都体现了众多医药学家乃至整个社会对女性的关注，中药在这里发挥了重要的作用。

  从美容、美甲到日益火热的"香道文化"，中药不仅满足了人们视觉上的享受，而且给人以嗅觉上的满足。那色红如血的"红花家族"，不但能增加女性外在的魅力，更能保障她们的"内在美"；那指尖上的中药凤仙花，一方面能通过色彩增添女性指尖上的妩媚，另一方面又有活血通经、消肿止痛的作用；还有那博山炉中燃烧的沉香、诸香之冠的麝香，都是"香道文化"中的精髓，它们通过气味的力量，可以达到祛湿避邪、杀菌消毒、醒神益智、养生保健等诸多功效。

因此，民俗文化是博大而精深的，而其中蕴含着的中药知识更是通俗易懂、简单实用，在人们的生活中扮演着不可或缺的角色。正因为有了民俗文化的传承，中药才能够熠熠生辉，而正因为有了中药的治病保健作用，民俗文化才能够延续千年而不衰，这正是民俗与中药的完美交融！

缘 篇

中药与汉字的交融

我们常说，中国有五千年的历史，有积淀了五千年而从未间断的文化。那么这段历史、这些文化究竟都包括些什么呢？除了百姓日常生活不可或缺的饮食和民俗，我们的这些灿烂文明又是如何被记录下来而流传至今的呢？这样的思考促使我们不得不把目光转向了文化与文明发展成熟的重要标志——语言和文字。

汉字在中国文化和华夏民族中所占的地位历来被语言文字学家所重视。近些年来，普通大众心中那一丝"文化寻根"的情愫，似乎也正悄悄被风靡全球的汉语学习热潮和散落在世界各地的一座座"孔子学院"所唤醒。中国人开始学会用历史的眼光审视自己的过去，审视自己的思想与表达，开始回望那一个个古老而又充满魅力的方块字，探寻并追溯我们民族文字的起源。朝代更迭，文字变迁，商周秦汉晋唐宋，甲金篆隶楷草行。现今的考古研究告诉我们，殷墟甲骨，便是我们目前所能发现的汉字的起点，而甲骨文及那些最古老的书写材料，又和我们的中药密不可分。

中国的艺术与美学所追求的境界叫做"形神兼备"，中国画就是典型的代表。汉字作为一种象形文字，其最初的形态其实乃是一种"图画文字"，是原古时期人们对于自然界万事万物的描绘与记录。这种记录不仅是客观

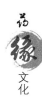

的临摹,还要表达主观的愿望,故而逐渐演变,成为一种"表意文字"。西方的油画追求"写实",中国画则追求"写意";实者工于"形",而意者则蕴蓄"神"。神藏于内,形现于外,能内外合一、形神兼备者,非汉字莫属也。

中药当中也蕴含着这种"形"与"神"的思想。形相似是初级阶段,神相合才是最终的追求。通过观察中药的外形、药用部位、生长环境等,揣摩其药用效果和药力作用于人体的部位,这种思维方式被称之为"取象比类"。通过取象比类,很多中药的功效甚至可以被人们"猜"出来,而这也正是中药文化的魅力所在。

单字成词,这是汉字的又一大特点。欧洲人使用的字母文字需要通过字母间的排列组合才成为"单词"而可独立表意。然而一个汉字就是一个独立体,就有着自己丰富并且深刻的含义,组合成词更是精深博大,近义词之间的细微差别,常常需要用心体会才能感受得到。譬如,"喜"和"悦"都可以表示"快乐",然而这两个字表达的程度却不尽相同,组合成的词语"喜悦"也不能等同于"快乐",前者似乎更关注内心深处向外散发的一种情绪,而后者往往只停留于表浅。

同样,单味中药即可疗疾起沉疴,如独参汤(单用一味人参煎汤服)可大补元气,挽救危急,这叫做中药的"单行",除此之外还有"相须""相使"等中药配伍组方的原则,正如同多个汉字的组词成语一般,妙趣横生,变幻无穷。

汉字之美,不仅体现在它一横一竖、一撇一捺的风骨中,体现在它言此意彼、含蓄隽永的圆融中,还体现在它声律和谐、音韵悠长的咏叹与表达中。"风声雨声读书声,声声入耳",汉字和它所构成的汉语,正是在中华民族千年的诗教传统和礼乐文化中,不断追求着字音与字形字义的完美统一。多音字,谐音词,平仄声,押韵脚……这些古典诗词中常用的技巧和讲究,不仅彰显了汉字本身的变化与发展,更昭示了汉字所代表的中华文化的多元与包容。

而中药,同样是一个博大的包容体。事实上,并不只是产于中国的药才叫中药,而是在中医理论指导下应用的药物都统称为中药,包括很多从古代西域乃至是现代西方进口的药材。

汉字汉语及中药从历史的风尘中一路走来,在不断汲取外来文化与药物的过程中逐渐形成自己兼收并蓄的品格,定将在全球化更加受到关注的未来芳华不褪,回响不息。

字　源

甲骨文媒系龙骨

提起甲骨文，相信没有人不知道。但是，您真的了解甲骨文吗？甲骨文中的"甲骨"二字又是指什么？这里先讲一个故事。

1899年，也就是清光绪二十五年，这年秋天，时任清朝国子监祭酒（相当于现在的中央教育机构最高长官）的王懿荣（1845—1900）患了疟疾，感觉身体一会儿发冷打哆嗦，一会儿又浑身发热，头痛难忍，口干渴，只想喝冷水，苦不堪言。他只得蜷缩在被子里养病，并派人到宣武门外菜市口的达仁堂（一说鹤年堂）中药店买回一副治病的中药。煎药的时候，王懿荣无意中看到一味叫做"龙骨"的药上面隐隐约约刻划着一些符号，身为金石学家的他敏锐地意识到这其中一定有玄奥，可能是一个重大的发现！王懿荣顿时顾不得自己孱弱的病体，立即起身披衣、箭步下床，拿起一片龙骨细细端详研究起来……经过一番初步的探究，王懿荣觉得龙骨上面的刻痕绝非一般随意划刻所致，而是很像古代的文字，但其形状又并非大篆或是小篆，看不出是什么字体。为了做更加深入的研究，他立即派人赶到药店，以每片二两银子的高价，把药店中所有刻有符号的龙骨全部买了下来。后来，他又通过古董商范维卿等人进

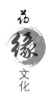

行收购，累计共收集了 1500 多片龙骨。在对这批龙骨进行仔细研究分析后，王懿荣终于从《周礼·春官》和《史记·龟策列传》中找到了线索，他断定这些符号是早在秦汉之前的上古文字，这味名叫"龙骨"的中药材也并非是什么"龙"的骨头，而是几千年前的龟甲和兽骨！自此，一个崭新的名词——甲骨文便诞生了。

这个揭开甲骨文身世之谜的故事曾刊登于 1931 年 7 月出版的《华北日报》上，记载在一个署名"汐翁"的人发表的一篇《龟甲文》里。今天，学术界虽然对甲骨文的身世依然争论不休，但不可否认的是，在王懿荣发现甲骨文之后，原本六文钱一斤的龙骨却骤然间身价百倍。由此，一味十分普通的中药——龙骨，走入了我们的视野。也得益于这味龙骨做媒，中华文明的一个重大发现和一段被岁月掩埋的历史，慢慢浮出了水面。王懿荣因病得福，被后人尊称为"甲骨文之父"，传为千古佳话。那么，龙骨究竟为何物？到底有哪些功能？

龙骨是指古代大型哺乳动物的骨骼化石，在《神农本草经》中被列为上品。其特点有：性能平和，没有寒热偏性；味甘而具一定的补养之性；质地重镇，归心、肝、肾三经。龙骨使用时有生用、煅用之别。

生龙骨的功用主要有二：第一，安神而用于心神不宁的多种病证，如失眠、心悸、癫狂、痴呆等。因龙骨质重而能镇静安神，故诸如躁狂之类的神志不安之证用之有效；同时，因龙骨性味甘平而具有一定的养心安神之功，一些心神失养引起的神志不安病证用之也奏效。第二，平肝而用于肝阳上亢、肝火上炎的病证，如眩晕、头痛、烦躁等。这与龙骨作用于肝，质地重镇而具潜降之能有关，能使上亢的肝阳、上炎的肝火下行而发挥治疗作用。龙骨的这一功用目前非常广泛地用于治疗高血压，特别是对于一些高血压伴随有失眠、烦躁的患者，生龙骨十分适合。

煅龙骨是指将生龙骨原药材洗净晒干，置于无烟火上煅烧至红透，取下待凉并碾碎入药者。其功效主要就是收敛固涩、敛疮生肌，以外用为主，研粉外敷可治疗湿疹、湿疮、疮疡久溃不收口。煅龙骨因其收敛固涩的作用也可内服使用，以治疗诸如慢性泄泻、出血、出汗、带下等病证。

这里大家可能会有疑问：龙骨本身并无治疗疟疾的作用，在王懿荣治疗疟疾的药方中怎会有一味龙骨呢？这得先从疟疾这一疾病说起。疟疾常常是在夏秋季节被蚊子等叮咬而感染了疟原虫所致，主要表现为寒战壮热、头痛、汗出，休作有时。这些症状的出现，从中医来讲，主要是由于人体的正气与疟邪相争，阴阳失和所致。因此，在治疗上既要消除疟邪，同时又要扶助正气，使阴阳重归平衡。而如何扶助正气、回复阴阳则成为选方用药的关键。如选用一些补药自然能增强机体的正气即抗病能力，但却不利于疟邪的祛除，反而会使疟疾更加羁留不去，所以此时在治疗疟疾的方中加用龙骨。因龙骨本身性质平和，没有寒热偏性，且具收涩之能，能调和阴阳，古人谓其能"疗阴阳乖离之病"，既能固摄人体正气，又能调整"乖离之阴阳"，从而配合方中的其他治疗疟疾的药物发挥协同治疗作用。虽然我们现在并不知道治疗王懿荣疟疾的处方出自于哪位医家之手，但从中却能看出处方者绝非平庸之辈。

关于甲骨文的发现，是一个真实的故事。这个故事充分折射出中药与汉字文化的交融性，昭示着中药本身就是中国传统文化的一个重要领域。

小贴士：龙齿

龙齿为药材龙骨原动物的牙齿化石，其味甘、涩，性凉，归心、肝经，长于镇惊安神，主要适用于惊痫、癫狂、心悸、失眠等证。龙齿的用法用量与龙骨相同。

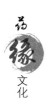

龟甲鳖甲续字缘

在河南省北部,地处南北要冲,东倚齐鲁,西接太行之处,坐落着一座城市,它就是中国文字之都、甲骨文的故乡——安阳。1915年3月,一位年近半百,名叫罗振玉的人来到了安阳小屯村。罗振玉字叔蕴,号雪堂,是中国近现代研究甲骨文著名的"四堂"之一(其余三位分别是"观堂"王国维、"鼎堂"郭沫若和"彦堂"董作宾)。这是中国甲骨文研究学者第一次造访商朝故都,而正是这次造访考察,为后来甲骨大规模出土后的搜存、流传和考释作出了重大贡献。历史正是在有识之士一次又一次的执着求索中,逐渐显现出它本来的面目。

甲骨文又称龟甲兽骨文、契文或殷墟卜辞。虽然早在1903年刘鹗便出版了第一部甲骨文著录《铁云藏龟》,1904年学者孙诒让又出版了《契文举例》,但这两本书仅是作为传统的金石资料,并未做内容方面的研究。罗振玉有感于此二书"群苦其不可读也",乃"发愤为之考释"。为了集中精力,他闭门谢客,"发愤键户四十余日,遂成《殷墟书契考释》六万余言"。《殷墟书契考释》的出版,标志着甲骨学研究已由古董时期进入了文字考释时期。当罗振玉第一次亲自踏上安阳殷墟,一个王朝的背影仿佛展现在他的眼前。他不仅收集甲骨,还收集了一批不为古董商所重视的出土物,并以"古卜用龟,辅以兽骨"的文献记载为依据,认为在搜集甲骨时必须"龟""骨"兼收,不可偏废任一。

说到这里,我们就不得不关注除龙骨之外的另一味与甲骨文关系密切的中药——龟甲。龟甲正是甲骨文的书写材料之一。古人为何要用龟甲和兽骨作为书写的底板,原因还是比较复杂的。不过单就龟而言,推测这可能与龟本身的长寿、龟甲质坚及文字易于保存流传有关。在中国古代,人们很早就认识到了龟具有长寿的特征,《史记》中有这样的记载:"南方老人用龟支床足,行二十余岁,老人死,移床,龟尚生不死。龟能行气导引。"由此可见,龟的确是长寿而具有灵性的,难怪《礼记·礼运》将龟列为"四灵"之一,有"麟凤龟龙,谓之四灵"的记载。古人也早就认识到了龟的药用价值,在现存最古老的中药学专著《神农本草经》中就已有关于龟甲药用的记载了。

龟甲为龟科动物乌龟的腹甲及背甲,对其性能、功用特点可从以下几个方面理解:龟生长于水中或山间阴寒之地,故其性寒凉;为血肉有情之品,故其味甘咸而具较强滋补之能;质地坚硬重沉而作用于下焦肝、肾,味咸入血分而作用于主血脉之心。据此,龟甲的功能显而易见:甘寒质重入肝肾而滋阴潜阳、固经止血,质重味咸入肾而益肾健骨,甘咸入心而养血补心,临床主要应用于一些阴血不足、肝肾亏虚、心神失养的病证,如阴虚内热、低热不退、潮热盗汗、四肢抽搐、头目眩晕、腰膝酸软、小儿囟门不合、心悸失眠、记忆减退、月经过多等。

"千年王八万年龟",这句俗语提示我们,和龟一样长寿的还有王八。王八就是我们所熟知的甲鱼,又叫做"鳖",而来源于鳖的"鳖甲"也是一味临床常用的中药。鳖甲的性味、药用部位及主要功用与龟甲类似,同为血肉有情之品,都能滋阴而用于多种阴虚病证。但比较而言,鳖甲退虚热的效果更好,治疗一些因为阴液不足而出现的发热,鳖甲的应用更为广泛,如午后潮热、五心烦热、骨蒸劳热等。有一个著名的退虚热的方剂——青蒿鳖甲汤,就是以鳖甲和青蒿为主药,配伍生地、知母、丹皮等药物,用于治疗阴虚发热之证。无论是急性的温热病损伤人体阴液,还是一些阴虚体质或慢性消耗性疾病而导致的阴虚发热,都可以使用。

鳖甲还有一个十分重要而有应用价值的功效——软坚散结。"软坚"意即能使坚硬的东西软化,"散结"则指能使结节等一些有形的包块消散。这些病证在中医里有一个专有名词——癥瘕积聚,类似于目前的肿瘤、结节等多种包块。因鳖甲禀赋阴寒之性,且味咸质硬而具软坚散结

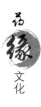

之能，故目前广泛应用于肿瘤、肝硬化等疾病的治疗。

　　文字的出现，是文明诞生的重要也是必需的标志之一。有了文字，信息才能够记录和流传，思想才得以表达与积累。文字是文化的载体。汉字所包含的东方思维方式——具象、隐喻和会意，是中国文化及其传承的核心。龟甲、鳖甲、龙骨……这一味味中药，曾经化身"甲骨"，承载着我们民族童年的记忆和呢喃，沉睡在殷墟厚厚的黄土之下。我们可以这样认为，汉字本身就是一味药，不仅医治了先民们肉体的病痛，更重要的是，它的诞生医治了人类的愚昧，使中华民族开启了智慧之门，使中华文明开始走向光明。

小贴士：龟甲、鳖甲的煎法

　　龟甲、鳖甲等贝壳类药物，煎药时需打碎先煎 30 分钟，才能使药效得到充分的发挥。

命 名

人药同名刘寄奴

有了汉字，世间的万事万物便也有了名称。我们今天对于事物的名称习以为常，并不深究，殊不知古人无论是对人还是对物，命名都是一门大学问。一个人的名字当中一定包含着某种寓意，多数是亲人寄予其的殷切期盼和深深祝福，有些甚至会和某个典故相联系，颇具文化底蕴。这种命名的思想和方式同样适用于中药命名，可以说中药名称的来历就生动地体现了中药区别于其他生物化学类药物的浓厚的文化属性！

有一味名叫刘寄奴的中药，其名字的来历与南北朝时期南朝宋武帝刘裕有关。据《南史·宋武帝纪》载，刘裕的小名就是"寄奴"，所以刘裕也叫"刘寄奴"。刘裕未做皇帝之时，有一次在新洲砍伐荻草之茎。突然，一条长达数丈的大蛇窜了出来，刘裕见后大吃一惊，急忙拉弓搭箭，射中蛇身，大蛇负伤逃走了。第二天，刘裕又来到前一日碰见大蛇的地方查看，只听到隐隐约约从远处传来一阵阵响声，他循声而去，发现草丛中有几个青衣童子正在捣药。刘裕上前问道："你们在这里为谁捣药？要治什么病呢？"童子回答："我们的大王被刘寄奴射伤，故遣我们来采药，捣烂敷在患处就好了。"刘裕又问："那你们的大王为什么不杀掉刘寄

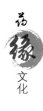

奴呢？"童子回答说："刘寄奴将来要做皇帝，不会死，不能杀他。"刘裕听后心中十分得意，于是大声喝道："我就是刘寄奴，专来捉拿你们！"童子们吓得弃药逃跑，寄奴便将那草药和臼内捣成的药浆一并拿回，用此药给人治疗外伤，颇有奇效。后来，刘裕成了宋武帝，他领兵打仗，凡遇到枪箭所伤之处，便把此药捣碎，敷在伤口，很快愈合，甚是灵验。然而他手下的士兵们都不知这是什么药，叫什么名字，只知道这是武帝刘寄奴射蛇得来的神仙药草，久而久之，就给它起名叫做"刘寄奴"了。中药刘寄奴的药名也就这样一直流传到了现在。这是历史上唯一用皇帝名字命名的中药。

这里提到的刘寄奴为"南刘寄奴"，是菊科多年生草本奇蒿的干燥全草，主产于江苏、浙江、江西等地。从上文的传说可知，刘寄奴具有活血疗伤的作用，可用于跌打损伤。其实，刘寄奴的功效并不仅限于此。就其性能而言，刘寄奴性味辛苦而温，能辛散、苦泻、温通，归心、肝、脾经。因此，刘寄奴的主要功用在于"善治血证"，特点在于以活血为主但又同时能够止血。这一特点决定了刘寄奴除了用于金疮刀伤、跌打损伤之外，还可用于妇人血瘀经闭、产后瘀阻腹痛，以及其他一些瘀血引起的病证。

除了活血疗伤的功效以外，刘寄奴还有非常好的消食化积、醒脾开胃作用，素有"化食丹"之称。这一功能主要用于两个方面：过食而导致的饮食积滞、脘腹胀痛、嗳气不舒、大便不畅等，脾胃虚弱所致的食欲不振、食积不化、脘腹胀满等。

刘寄奴既为药名又为人名，颇具传奇色彩。由此不难联想，其他众多中药的命名是否也如刘寄奴药名的来历一样有趣，或者具有某种规律性呢？常见的中药命名方式有以下几种：

1. 据功用特点命名 如防风能防治外感风邪，益母草善治妇科病而尤其对母亲有益，续断长于续筋而接断骨，骨碎补善治筋伤骨碎，蚤休善解虫蛇之毒等。

2. 据气味特点命名 如香味芬芳的藿香、丁香和茴香等，鲜品具有浓烈鱼腥气的鱼腥草，具有辛辣味的细辛、辣椒，具有甜味的甘草，具有酸味的酸枣仁，具有苦味的苦参，有咸味的咸秋石，淡味的淡竹叶，更有五味俱全的五味子。

3. 据形态命名 如人参的根状如人形，故而得名；狗脊的根上有金黄色的茸毛，酷似狗的脊背，因此叫作狗脊；钩藤的形状如双钩；七叶一枝花的植物形态为花有一朵、叶有七片，故而得名。

4. 据颜色命名 如青色的青黛、大青叶，红色的红花和丹参，黄色的黄连和黄柏，白色的桑白皮、白芷，黑色的玄参、乌梅，等等。

5. 据生长季节特性命名 如夏枯草每到夏至则花穗枯萎；忍冬叶凌冬而不凋，忍耐之性极强；冬青叶子在严冬仍能保持青色等。

6. 据药用部位命名 植物药有根、茎、叶、花、果实、种子之别，如麻黄根、葛根用其根，苏叶、桑叶、荷叶均用叶，苏梗用茎梗，苏子、茭白子用种子，金银花、菊花、玫瑰花用花，枳实、芡实用果实。动物药也有皮、肉、筋、骨、内脏之异，如鸡内金、鹿茸、水獭肝、水牛角等。

7. 据秉性命名 如急性子，其性急猛异常；肉苁蓉补而不峻，有从容和缓之性；王不留行，走而不守；沉香性质沉重；浮小麦乃小麦性轻浮者等。

8. 据道地产区命名 如川芎、川贝、川楝子产于四川；杭白芷、杭菊花产于浙江，在杭州集散；广陈皮产于广东新会；怀牛膝产于怀庆（今属河南省）等。

9. 据传说及人名命名 如使君子的命名，相传潘州郭使君治疗小儿疳虫，常投此药获效；何首乌的命名，传说何姓老人常采食此药，年至130岁发犹乌黑，故取名如此。其他尚有女贞子、徐长卿、刘寄奴等。

10. 因外来药物或译音而得名 国外或少数民族地区输入之药材，常加"番""胡""西"等字眼，如番木瓜、胡麻仁、西红花（藏红花）等；

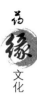

根据音译命名的有诃黎勒、曼陀罗、没药等。

中药的命名千姿百态,其丰富的内涵更使药名显得妙趣横生,充满生机。老子在《道德经》中有言:"无名天地之始,有名万物之母。"夫名者,万物之称谓也。荀子认为,名必须是客观事物的真实性和本质的反映,否则就毫无意义。墨家提出"以名举实",同样要求名要反映实质。孔子则力主"正名"的思想,认为"名不正则言不顺",这种观点也一直被中国的政治家们沿用到今天。名虽是表象,却也反映着世界上万事万物的实质。命名是一门艺术,沟通着五千年汉字与中药的文化之根。

小贴士:北刘寄奴

北刘寄奴是玄参科植物阴行草的带果全草,多在东北、华北地区使用,其味苦性凉,除能破血通经、止痛、止血外,还能清热利湿,治湿热黄疸、血淋、带下及水肿等病证。

字　形

牛黄错把礞石替

要说汉字是谁发明的，恐怕大家都会联想到一个词语——仓颉造字。作为黄帝史官的仓颉，为了解决祖传的"结绳记事"所带来的不便，通过偶然观察到的鸟兽之迹而受到启发，灵光闪现，"仰观象于天，俯观法于地"，将日月山川、草木鱼虫等都依照象形之法造出字来，创造了象形文字，使古老的汉字从此流传于天下。虽然汉字的造字方法除了象形以外还有指事、会意、形声、转注和假借五种，合称汉字的"六书"造字法，但古人最初关注最多的还是"形似"，这种朴素的"象形思维"同样在中药的运用中得到了很好的体现。

我们都知道"以形补形"的含义，通俗地讲就是"吃什么补什么"。这句话看似荒谬，实则却往往有出人意料的结果。很多药物功效的发现，不仅仅是通过"神农尝百草"式的亲尝而来，在选择尝试这味药之前，应该是有更深的思想蕴含其中来指导我们的行动。比如牛黄这味中药药效的发现，历史上说法不一，在此先讲一个扁鹊用牛黄的小故事。

战国时期，扁鹊在渤海一带（今河北任丘）行医。一日，他正从药罐中取出炮制好的青礞石，准备研末，为一位名叫阳文的邻居治疗中风

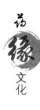

偏瘫。恰逢阳文的儿子阳宝刚刚宰杀了一头生病的黄牛,从牛胆中获得一块黄色的结石,顺手把它与桌上的青礞石放在了一起。正在这时,阳文的病又发作起来,扁鹊急忙去看,只见阳文双眼上翻,喉中痰鸣辘辘,肢冷气急,十分危急。扁鹊一边扎针一边嘱阳宝去拿青礞石来。阳宝气喘吁吁地拿来药,扁鹊未加细察,便研为细末,取用五分给病人灌下。不一会儿,阳文就停止了抽搐,气息平稳,神志清楚。可当扁鹊回去查看时,却发现青礞石还在桌上,而牛结石却不见了,这才得知原来阳宝错把牛结石当做了青礞石拿来给自己。这个偶然的差错使扁鹊不禁深思:难道牛的结石也有豁痰定惊的作用?于是,第二天他有意识地将阳文药里的青礞石改换为牛结石使用。三天后,阳文的病势奇迹般地好转,不但止住了抽搐,而且偏瘫的肢体也能够动弹几下了。自此以后,牛黄的功用便引起了扁鹊的重视。

虽说扁鹊因为"形似",错把牛黄当做青礞石来用的故事在今天看来甚至可以算得上是医疗事故了,但毕竟结局是好的,阳文的病得到了很好的医治。牛黄和青礞石究竟都有些什么功效呢?

牛黄又名丑宝、犀黄或西黄,为牛科动物(如黄牛、水牛和牦牛等)的胆囊、胆管或肝管中的干燥结石。因"结石生于牛身上,凝于肝胆而成黄",故为其取名"牛黄";又因牛属丑,牛黄药效神奇,堪称一宝,故又别名"丑宝"。牛黄历来被作为名贵药材,常用于治疗一些急危重症。

久浸于胆汁之中,牛黄也因此沾染了胆汁的特性——味甚苦而性寒凉。味苦能泻,性寒泻热,包括火热、痰热、热毒,主入心经与肝经。古人正是根据牛黄产生的部位,推测牛黄具有泻火解毒的功效,这种简洁、朴素的思维方式恰好与象形造字的思想不谋而合。的确,牛黄能够清泻心火而化痰开窍,清泻肝火而息风止痉,并能清解热毒。此三者中无论何种功效,牛黄都可称得上是作用强、效果好。其临床主要应用于以下病证:

1. 神昏抽搐 牛黄常用于高热不退、中风昏厥、惊风抽搐、癫痫，以及脑外伤所致的神昏等。牛黄清热化痰、清心开窍及清热息风、制止抽搐的力量非常之强，对于多种神昏抽搐的病证皆非常有效，有时甚至可以挽救垂危的生命。用牛黄做主药并以之命名的安宫牛黄丸、牛黄清心丸等都非常有效地用于治疗神昏病证，特别是安宫牛黄丸，更是被誉为治疗温病的"凉开三宝"之一。

2. 热毒壅盛病证 牛黄清热解毒的力量极其显著，一般的热毒病证都不需用牛黄，只有一些热毒壅结难解，病情深重之证才会使用牛黄一举攻之。如平时出现的口舌生疮、咽喉肿痛、胃火牙痛等，服用中成药牛黄解毒片即可。对发于皮肤的痈疽疔毒，单用牛黄适量外敷即效，以之为主药的牛黄醒消丸同样非常常用，外敷内服均可。

毫无疑问，牛黄是一味十分名贵的中药，其作用强、效果好，且货源稀少，因而价格非常昂贵。牛黄用量不宜大，一般不用水煎，多制备成丸剂、散剂等剂型，每日用量多控制在 0.15～0.3 克之间。同时，牛黄不宜多用久用，否则会产生乏力、腹泻甚至肾功能损伤等副作用。

至于前面故事中提到的扁鹊应该用而未用的另一味药物——青礞石，又称礞石，为矿石类药物。其特点在于：质地重沉而具沉降之性，善于治疗一些气血上冲的病证，如头痛、眩晕等；性质平和，味咸而能软化，故善于治疗一些顽固胶痰引起的病证，如癫痫、痴呆等；主要归肺经与肝经，故善于治疗肺系与肝系病证，如咳喘、抽搐等。因此，青礞石的主要功效是坠痰下气、平肝镇惊。它主要用于治疗两类病证：一是癫狂惊痫，这也是扁鹊选用此药为阳文治病的原因；二是顽痰、老痰胶固之咳喘、痰雍难咯及大便秘结，如礞石滚痰丸。

牛黄和青礞石由于同为石类药物，有"形似"之嫌，故而才有了扁鹊错用牛黄代替青礞石的典故。又因牛黄乃是久浸于牛胆汁之中，胆与肝互为表里，故将牛黄应用于人体具有凉肝止痉的功效。这样一种联想和类比的思维方式被称为"取象比类"，中药则有"法象用药"的说法，

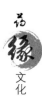

即仿照自然物的天然属性来取用其所具有的特殊功能。同汉字造字所用的"象形"造字法一样，中药用药与汉字造字都是效法于天地万类，近取诸身，远取诸物，异曲同工，自然天成。

从容拆字肉苁蓉

汉字生来有奇趣，多少文人闲墨戏。

拆合增减部首分，茶余饭后说随意。

这是一首描绘汉字之趣的打油诗，诗中道出了人们茶余饭后用一个个方块字营造出的气氛和情趣。在上下五千年漫长悠久的岁月中，不仅有"圣人造字"以开创文明之先河，更有"百姓拆字、用字"以延续文化之血脉。"拆合增减部首分"便是传统文人墨客根据汉字独特的字形与结构，运用"拆字"之法，将文字融入游戏，驱闲遣怀的一种方式。

相传，明代著名的江南四大才子唐伯虎、祝枝山、文征明和徐祯卿时常在聚会中吟诗作赋、联对猜谜以取乐。有一天，祝、文、徐三人来到唐府作客，祝枝山开口道："今天我们四人来做一个游戏，每人一句拆字联，组成一首诗，诸位意下如何？"众人一听皆曰好主意。祝枝山于是说道："刚才进门的时候，正巧看到唐兄在种树，就以此为题吧。我出的是：'闲种门中木'"。唐伯虎听完暗思，门中有木是个"闲"字，从意思到文字技巧都好，随即开口答道："思耕心上田。"众人不禁拍手叫绝，所谓"写诗多用心，绘画耘砚田"，俱被唐伯虎的巧妙构思所折服。文征明也不甘落后，对的是："秋点禾边火"。徐祯卿这时站起来揖手曰："各位种的种，耕的耕，点的点，到我这里该生长了。我的尾句是：'甜生舌后甘'"。听到这里，祝枝山折扇一合，击掌喝彩道："我们四人的拆字联，连起来正是一首好诗！"随即从头朗诵起来："闲种门中木，思耕心上田。秋点禾边火，甜生舌后甘。"大家听后，一齐称赞，尽兴而归。

在众多的中药当中，也有不少药物的名字是可以运用拆字法拆开来理解的，其中最为贴切形象、音意两全的，要数号称"沙漠人参"的肉苁蓉了。肉苁蓉为列当科植物肉苁蓉的带鳞叶的肉质茎，其无根，亦无叶绿体，不能进行光合作用，主要靠吸取寄主植物的养分生活。《本草汇言》曾有"肉苁蓉，养命门，滋肾气，补精血之药也……此乃平补之剂，温而不热，补而不峻，暖而不燥，滑而不泄，故有从容之名"的记载。可见，"从容"二字正好是其名字"苁蓉"拆掉了草字头后所得，药如其名，堪称精妙。那么，肉苁蓉药名的来历与其性能、功用之间到底有何内在联系呢？

肉苁蓉因其强身健体、延年益寿的功效与人参类似，故素有"沙漠人参"之美誉，在产地被誉为"活黄金"。传说肉苁蓉是天神派神马赐给成吉思汗铁木真的神物。金明昌元年（1190年），铁木真的结拜兄弟札木合因嫉恨铁木真的强大，联合泰赤乌等十三部共三万人进攻铁木真，史称"十三翼之战"。双方大战，铁木真失利，被围困于长满梭梭林的沙山，饥渴难耐，精疲力竭。暂时得胜的札木合非常得意，竟残忍地将俘虏分七十大锅当众煮杀。此举激怒了天神，于是天神派出神马去帮助铁木真。神马凌空腾跃，来到铁木真面前，仰天长鸣，将精血射向梭梭树根，并告诉铁木真，只要吃了树根就可以战胜札木合。铁木真与将士们吃了梭梭树根，神力涌现，冲下沙山，一举击溃了札木合部落。原来，中药肉苁蓉，就寄生在这种神奇的沙漠植物梭梭的根部。

肉苁蓉果真有如此神奇的功效吗？这得从肉苁蓉的生长环境说起。肉苁蓉生长在我国西北的沙漠地区，主产于内蒙古、甘肃、新疆、青海等地。这些地区干旱缺水，昼夜温差大，光照充足，故而能在这样的环境中生长的植物（包括药物）具有多种生物特性——耐旱、抗寒、耐高温、甜度高。正是这些生物特性决定了肉苁蓉的性能与功用特点——味甘能补。又因其味咸，咸能入肾，故其补肾作用明显。至于如何补肾，这与其药性为温性有关，因而肉苁蓉的补肾功能主要为补益肾阳。不过，

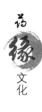

肉苁蓉温补肾阳的特点与其他温补肾阳药不同。温补肾阳的药多比较温燥，用之特别是多用后往往会伤阴生火，引起便秘。而肉苁蓉不但无此副作用，反而因其性质滋润而能补益精血，不仅能用于肾阳虚，同时也能用于肾阴虚。所以肉苁蓉非但没有伤阴生火，导致便秘的副作用，反而能够润肠通便而用于肠燥便秘。

由此，可以总结出肉苁蓉的性能和功用：味甘、性温，归肾经、大肠经，具有补肾助阳、补益精血、润肠通便的作用。其特点可以概括为：通补同体而以补为主，补乃益肾，通以润肠；既能补阴又能补阳；补而不峻，通而不猛，功如其名，从容和缓。肉苁蓉的应用主要有以下几个方面：

1. 延缓衰老 肉苁蓉的这一功用可以说是不言而喻的。从中医而言，衰老的核心就是肾虚精亏。无论是肾阴虚还是肾阳虚，都会导致肾精不足而衰老，从而出现体力下降、记忆减退、腰酸耳鸣、脱发少发、牙齿松动、性功能下降等。肉苁蓉既补肾阴又补肾阳，性质平和滋润，能补益精血，可长期应用以增强体质，对于延缓衰老实在是一味不可多得的药物。

2. 肾虚阳痿、不育不孕 这应该是肉苁蓉的一个主要应用领域。无论是肾阴不足还是肾阳亏虚，都会引起男性的阳痿、早泄甚至不育及女性的宫冷不孕。对于这类病证的治疗应当掌握两点：其一，补肾益精，阴阳同补；其二，药性平和，可以久服。切忌单以壮阳为目的而一次性大量使用以求速效，否则会致使肾源枯竭。

3. 肠燥便秘 用于机体津液损失过多及产后、术后失血过多而引起的肠燥便秘，但更常用于治疗体虚便秘，特别是老年人习惯性便秘。

中药文化中的许多元素往往与汉字文化交相辉映，肉苁蓉正是其中的一例。在世界四大文明古国中，古埃及的象形文字、古巴比伦的楔形文字和古印度的哈拉本文字，今天都已被深埋在岁月的黄沙里，尘封于人类的记忆中。唯有汉字，因着不同寻常的形体和难以言表的神韵，因着造字与拆字、用字与赏字的不断交替,绵延至今,照亮着我们民族文化的过去、现在和将来。

小贴士:锁阳

锁阳是一味与肉苁蓉功效基本相同的中药,亦能补肾助阳、润肠通便。

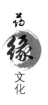

音 译

丝绸之路传乳没

语言文字是思想的载体、交流的工具,更是文化与文明的重要象征。汉字和汉语在其自身的不断演变与发展过程中,博采众长,伴随着时代与社会的变迁,源源不断地产生着新的词汇,其中外来语音译的词语就是重要的一部分。咖啡,纽约,沙发,幽默……翻开现代汉语词典,我们不难找到一个个介绍着新鲜事物的音译词。而在中药当中,有一部分中药来自国外,药名的确立同样来源于音译。有这样一味音译自阿拉伯语"murr"(murr 的含义是:苦的)而得名的中药舶来品,注意,这个字千万别读错——没药,可以理解为不曾被大海"淹没"的药物。

公元前 2 世纪,汉武帝派张骞出使并开通西域。自此以后,在古代长安(如今的西安)和罗马之间,形成了一条以丝绸贸易为特色,横贯亚、非、欧三大洲的贸易通道和文化走廊——丝绸之路。唐代以后,陆上丝绸之路进一步繁荣,海上丝绸之路也逐渐兴起。中国的丝绸、陶瓷和茶叶漂洋过海,极大地丰富了欧洲人的生活,甚至连罗马的凯撒大帝也因穿上中国的丝绸去看戏而倍感荣耀。与此同时,来自波斯和阿拉伯的商人们也将大批的珠宝、香料等运进中国。故而,海上丝绸之路还有一个别名——香料之路，而在众多的香料药物当中，没药便是其中的一味。所以，没药进入我国作为中药使用大约起始于唐代，可谓历史悠久。

没药是橄榄科植物没药树或其他同属植物皮部渗出的油胶树脂，主产于非洲的索马里、埃塞俄比亚及亚洲的印度等地。没药最大的特点就是气味芳香，整个没药树的外皮和木质部都有浓烈的香味。其树干和树枝会自然地渗出树脂来。新鲜的树脂呈乳白色，久置在空气中变成红棕色的坚硬块状物，采收后拣去杂质并打碎，就可作为一种极贵重的香料使用。

在西方，没药既是生活中的芳香剂，同时也被作为一种有神奇疗效的药物使用。《圣经·新约·马太福音》中有这样一段关于没药的记载：耶稣基督诞生后，有三位来自东方的麦琪（博士）带着礼物千里迢迢前去敬拜。敬拜以后，他们揭开宝盒，分别拿出黄金、乳香和没药三样礼物献给耶稣。这三样礼物都有各自的象征意义，其中黄金代表神的荣耀、神的纯洁和神的性情，象征耶稣是神的儿子；乳香是一种极贵重的香膏，表明耶稣的生命将是神生命的延续和显露，寓意走到哪里就会为哪里带来繁荣和温馨；而没药则预示着耶稣将为了全人类而受难死去，因为按照当时的规矩，人死了要用没药和香膏涂抹全身，然后用布缠起来放到坟墓中去。同时，由于没药本身气味馨香，将它和死亡联系在一起，表示献礼人十分珍视耶稣之死。古时的希伯来人将没药制作成各种芳香剂和止痛剂，或将其做成油膏涂抹在伤口，以促进伤口愈合。而古代埃及人则在庙中燃烧没药，并用以裹尸；犹太人也曾用没药膏抹尸体来防腐。

那么没药作为一味中药又该如何认识呢？目前把没药划归到活血化瘀药中，主要用于治疗一些瘀血病证。没药的这一功用显然与其自身特性有关。前面提到，没药最大的特点就是气味芳香浓烈，这一特性使没药具有走窜行散的特点：气血同治，治血为主；通收同用，以通为主。目前认为，没药性味辛苦而温，归心、肝、脾经，具有活血行气止痛、消肿敛疮生肌的功效。主要用于以下几方面：

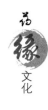

1. 瘀滞痛证 无论是血瘀还是气滞都会引起疼痛，即所谓的"不通则痛"。没药既入气分以行气止痛，又入血分以活血止痛，可用于一切部位的血瘀气滞之痛证，如头痛、腹痛、胁痛、腰痛、痛经、风湿痹痛、癌痛、跌打伤痛等。

2. 疮疡痈肿 这其实是没药在中医外科当中的应用。一些皮肤疮痈肿痛用没药可以活血散瘀、消肿止痛，并在疮痈的后期疮面溃烂收口时发挥敛疮生肌的作用，促使局部的皮肤溃烂收口愈合。

此外，没药在溃疡性疾病中的应用也是非常值得重视的。无论是治疗皮肤溃疡还是口腔溃疡或胃肠溃疡，没药都具有不可忽视的作用。从溃疡的症状来讲，主要有三：疼痛、肿胀、溃烂。因此，从对症治疗的角度必须进行止痛、消肿、敛疮。没药能够针对溃疡的每一个主要症状而发挥治疗作用，常与乳香同用。

乳香，是另一味同没药一起舶来的香料药物。目前在临床上应用没药时，往往将其与乳香配伍，写成"乳没"，俨然是将它们作为一味药在使用。的确，乳香无论是产地、药用部位、输入中国的时间，还是性味归经与功效应用等各个方面，几乎都与没药相同。所不同的是，乳香偏于行气，没药则偏于活血，但在实际应用中已无太大差别。

驼铃阵阵，羌笛悠悠，惊涛拍岸，风帆高扬。汉风唐韵仿佛还回荡在耳畔，陆海丝绸之路上的传奇故事也似乎就近在眼前。开放与包容才是求得进步的不二法门，吸纳与发展才是通往永恒的必由之路。我们的中药正是在积极吸收外来天然药物的过程中，以中医理论作为指导，才逐渐形成今天中医药学的丰富而博大。我们的汉字和汉语，也正是在不断接纳外来词汇与走向世界舞台的过程中，继承并传播中国优秀的传统文化，为世界民族之林献上一曲和谐的交响。

药　　思

悬壶济世源葫芦

中华成语，源远流长，典故颇多，可以说是汉字应用的一个重要领域，这个领域也充分彰显了汉字的魅力——精炼而又含义深刻，雅致而又不失通俗。在浩如烟海的成语故事中，有很多跟中医中药相关的典故，其中一个家喻户晓、成为医者孜孜以求之境界的成语"悬壶济世"，就和我们的中药关系密切。

据《后汉书·费长房传》记载，东汉时期，汝南有个叫费长房的人，曾经做过管理集市的小吏。市场中有位卖药的老翁，总是将一只壶挂在自己店铺门口，遂被人们称为"壶公"。壶公卖药言无二价，而药甚是灵验有效。等到集市结束，壶公就跳进壶里面，集市上没人看见，只有费长房能从楼上看到这一幕。他感到很奇怪，觉得这卖药老翁一定不是普通人，于是买了酒和肉脯，恭恭敬敬地去拜见壶公。壶公见费长房一片诚心，是可造之才，便嘱其傍晚无人时再来。傍晚时分，壶公带着费长房一起跳入壶中，长房睁眼一看，只见处处奇花异草，朱栏画栋，富丽堂皇，宛若仙山琼阁，别有洞天。壶公告诉费长房，自己原来乃是神仙，由于失职才被贬入人间，通过治病救人来弥补原先的过错。后来，费长

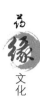

房随壶公十余日学得方术,临别前壶公送给他一根竹杖,骑行如飞。费长房返回故里时,他的家人们都以为他已经死了,原来壶中十余日,世间已过去了十多年。从此,费长房便能医百病、驱瘟疫,令人起死回生,成为一位名传千里的医生。这个故事在东晋著名炼丹家葛洪的《神仙传·壶公》中也有相类似的记载,可谓流行一时。虽然这仅仅只是一则神话传说,但却在无形中为行医者罩上了一层神秘外衣,倘若揭之而观其究竟,则不难发现,壶公、费长房等人其实皆乃东汉时的名医罢了。

在古代汉语中,"壶"和"葫"音同而含义相通,可以相互假借,所以上文"悬壶济世"典故当中的"壶"其实就是指"壶卢",也就是今天我们所熟知的"葫芦",又名蒲卢、瓠瓜、匏瓜等。壶公的事迹流传甚广,为了纪念他,历朝历代的民间医生开业出诊,都会在自家的药铺门口挂一个葫芦作为行医的标志。今天,葫芦也理所当然成为中医尤其是中药的象征,不少老字号中药铺乃至许多制药厂都会沿用葫芦的形象作为自己的商标。"不知他葫芦里卖的什么药?"这是一句我们经常会听到的俗语,意指当事人不知道对方所言所行的用意何在。这句话也提示我们,古代的葫芦常常是用来装药的,众所周知的"酒葫芦"更是应了所谓"酒为百药之长"的说法。古人将药与酒装于葫芦中,既密封不走味,又得葫芦清香之气,融天地精华于一壶,可谓美哉!然而,葫芦除了能盛药,本身其实也是一味中药。

葫芦是葫芦科一年生攀援草本植物瓢瓜的干燥果皮,在我国有着十分悠久的栽培历史,全国大部分地区都有栽培。药食同源,葫芦首先是一种食品,它的嫩叶与果实都是先民们的菜蔬,《诗经》中就有"七月食瓜,八月断壶"之说,可见葫芦通常是在秋季采收。

葫芦味甘性平,归肺与小肠经,主要功效是利水消肿,临床可用于面目浮肿、大腹水肿、脚气肿胀等,对于肝硬化腹水、黄疸、小便不利等病证,可与葶苈子等中药配伍。新鲜的葫芦叶及藤具有清热解毒消肿的功效,可用其捣汁敷患处,治疗痈疽疔疮、痔疮肿痛、蛇虫咬伤等证。

此外，葫芦还能够杀虫止痒，主治疥癣、脚癣、白秃疮等；可除烦止泻，主治胃热、消渴、心中烦热、夜寐不安等。新鲜的葫芦连皮带瓤煎汤服，可清心除烦止渴。

东汉以来，中国的本土宗教道教在道家学说的影响下形成，同时也与葫芦结下了不解之缘。传说中，葫芦成为道士们的常用道具，并且逐渐化身为展现其仙风道骨的宝物：八仙当中的张果老云游时将葫芦拴在腰际，须臾不离；铁拐李则身背葫芦，手拄铁拐，足迹四方，用葫芦中的灵丹妙药救世济民；更有大名鼎鼎的吕洞宾用葫芦来盛放自己炼制的丹药，终于得道而成仙。后来，葫芦又演变成为神仙之境的代名词，被人们津津乐道的海上仙山，也是长得"形如壶器"。正如壶公与费长房的故事中所描绘的那样，道家把理想中的仙境称之为"壶天"，笃信道教并身体力行的诗仙李白就曾作诗《下途归石门旧居》云"何当脱屣谢时去，壶中别有日月天"，用以表达自己看轻世事、超然物外的逍遥情怀。

葫芦细腰，上下排列一小一大两个圆球，线条柔和婉约，造型古朴典雅，最能体现东方文化的情趣和神韵。葫芦的外形很像个"吉"字，且"葫芦"谐音"福禄"，故而成为中华民族最原始的吉祥物之一，千百年来被认为是吉祥如意、福寿康泰的象征。旧时的贵族们在家中珍藏摆放各种材质如陶瓷、象牙、玉制的葫芦形工艺品，企盼能够消灾除病，永葆平安；百姓们则用红线串绑五个葫芦挂在门口，称为"五福临门"，亦别有一番活泼洒脱和对生活的深情。葫芦的枝"蔓"与"万"谐音，里面众多的葫芦籽则与"子"相合，故而又饱含着"子孙万代，繁盛不息"的美好寓意。

总之，葫芦中蕴藏着深厚的文化内涵。无论是从"壶"字到"葫"字的通假和演变，还是葫芦本身的食用药用价值；无论是葫芦作为行医招牌代表着中医药，以及"悬壶济世"这一医者毕生追求的信念，还是承载着中国人"无灾无病，福禄吉祥"的美好愿望，都让我们体会到了中医中药的可爱，体会到汉字成语与传统中国文化的可爱！

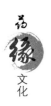

远志小草本一物

在中国文化里,"士"这个字是被赋予了特殊含义的。孟子曰:"无恒产而有恒心者,惟士为能。"意思就是说,没有固定的资产而依然能坚守自律之心和道德之心,只有士能够做到。那么,"士"究竟是怎样的一群人呢?在传统儒家文化当中,"士"是一个可以和"君子"相提并论,或至少是一个具有成为君子潜质的称谓和形象。"士可杀,不可辱","士不可以不弘毅,任重而道远"。可以看出,士在中国古代社会中的地位是相当高的,"士大夫精神"也一度成为中国读书人的心灵归宿。那么,"士大夫精神"或者说"士人之心"到底是什么呢?有这样一个汉字解答了我们全部的疑惑——志。你瞧,这个字造得多好,一看之后便即刻会意,士人之心谓之"志"!没有比这个字更能够诠释中国的士大夫们读书立志、修齐治平的胸怀和追求了!

唐代王勃在其著名的《滕王阁序》中这样写道:"老当益壮,宁移白首之心?穷且益坚,不坠青云之志。"今天读来,"青云之志"所描摹出的"志之高"固然令人心潮澎湃、振奋不已,但是诗人更借"穷且益坚"和"老当益壮"八个字传达出了自己作为士大夫阶层一份子定当"远志"的信念。不过,您是否听说过,远志,其实也是一味中药呢?

远志是远志科多年生草本植物远志或卵叶远志的干燥根。远志的苗又叫做"小草",亦可入药,有益精、补阴之效。古时远志常根苗通用,现今多用远志,稀用小草。一个是目标远大,一个却形容渺小,同生于一株植物,却有着反差如此强烈的两个名字,这其中还有一个广为流传的典故。

《世说新语·排调》篇载,东晋大臣谢安高卧东山,隐居至四十余岁仍然不愿出仕。后来朝廷希望得到谢家名门大族的支持来维持岌岌可危的统治，一再催促他出山做官，谢安这才答应出山，但他觉得自己的志向难以实现，便从召在大将军桓温部下做了个司马。当时，有人给桓温送去一些草药，其中一味药正是远志。桓温故意取出远志刁难谢安说："此药又名小草，为什么会有两种截然不同的称呼呢？"谢安未能立即答出，这时，坐在一旁的另一位名士郝隆应声答道："这很容易理解。处则为远志，出则为小草。"谢安听后，脸露愧色，很是尴尬。桓温看看谢安，笑着对他说："郝参军这个失言却不算坏，话也说得极有意趣啊"。

这个故事妙就妙在郝参军说的那句话上。远志、小草同属一物而有部位上的差异，根埋在土中为"处"，因而说"处则为远志"，叶生在地上为"出"，所以说"出则为小草"，这是符合物情的。同时，谢安也听出郝隆是在借机讽刺自己，隐居时志向高远，所谓"处则为远志"，出仕后却只做一个小小的司马，还每每有东山之想，正是"出则为小草"，这是符合人情的。既合物情，又符人情，语义双关，可谓精妙！

远志这味药到底有哪些功效，符不符合自己那极具文化内涵的名字呢？远志从药名上看，具有"使志向远大"之意，从中也可以看出此药的最大用途在"强志不忘"而用于治疗记忆力减退。在宋人陶谷的《清异录·药谱》中又将远志叫作"醒心杖"，明代李时珍则在《本草纲目》中称"此草服之能益智强志，故有远志之称"。那么，远志为什么具有这个特性呢？

从中医来讲，记忆力属于"神志"范畴，人的神志由心所主宰，同时与肾的关系也十分密切。神志的物质基础是精血，而血为心所主，精为肾所藏，即所谓的"心主血""肾藏精"。因此，只有心肾功能正常，相互协调，精血充足，才能使人的神志有足够的物质基础，人的记忆力才会好。反之，如心肾功能失调，精血不足，神志得不到滋养，记忆力自然就差，甚至会演变为失忆、痴呆。由此也就不难理解为什么人到了中老年以后记忆力会越来越差，主要就是因为肾亏精少、心血不足，加血行不畅所致。记忆力的减退除了有精血不足的因素，还有一个导致心

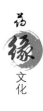

肾失调的原因，那就是痰浊。由于痰浊阻碍了心肾间的沟通而导致心肾失却协调，即所谓的"心肾不交"，同样会引起记忆力减退甚至失忆、痴呆的发生。因此，对于记忆力的减退，从药物的防治来讲，必须着眼于心肾精血，同时也当结合化痰泄浊。

远志味苦泄浊，味辛宣通，性温通行，既归心经又归肾经，具有化痰开窍、宁心安神、强志健脑的功效，是治疗健忘、记忆力减退的要药与专药。无论是对增龄性的良性健忘，还是对老年性痴呆、脑血管疾病、脑动脉硬化等引起的记忆力下降甚至丧失，远志都有着较好的疗效。明清医家卢之颐这样概括远志"志"的含义——藏于肾而用于心，甚是贴切。远志的宁心安神、祛痰开窍功效还常用于惊悸、失眠、癫痫发狂的治疗。

远志还有祛痰止咳的功效，常用于咳嗽痰多，特别是夜间咳嗽明显，影响睡眠之症，它既能安神又能止咳，可谓一举两得。

远志的另一个用途就是外用以治疗痈疽疮毒、乳房肿痛等多种外科疾患。因其能疏通气血之壅滞，从而可起到消痈散肿的功效，一切痈疽，不论寒热虚实之证均可外用远志疗之。这也是远志临床应用的一大特色。清代医家程国彭《医学心悟》云："凡治一切痈疽肿毒，初起之时，随用远志肉二三两，去心，清酒煮烂，捣为泥敷患处，其效如神。"

"九边烂熟等雕虫，远志真看小草同。枉说健儿身手在，青灯夜雪阻山东。"晚清著名爱国诗人龚自珍的这首《远志》虽然流露出自己怀才不遇和不得志的愤懑之情，但有道是"军可夺帅也，匹夫不可夺志也"，从另一个角度，我们明白了"志"对于一个人尤其是读书人的重要性，匹夫尚且如此，更何况代表着中国脊梁的士大夫们呢？远志小草本一物，处也好，出也罢，不能兼济天下，又何妨独善其身？儒道互补的中国文化，不仅在中国士人们的心上烙下了深深的印记，也赋予每一个汉字，每一味中药刚柔并济的属性。

一片净心悟蝉衣

从南走到北，从东走到西，在树木参天、曲径通幽的古刹中，我们时常会看到这样一个字——禅。也许没有人能够确切定义出此时此地这个字的含义，但我们都应当知道，在佛教从印度传入中国之前，当禅宗还未在中国道、儒两种文化的影响下创建之时，这个字仅仅只有一种读音——"禅让"的"禅"。

而"禅宗"的"禅"来源于梵文"Dhyana"的音译，也称为"禅那"，英文通常将它翻译为"沉思"或者"冥想"。在中国传统哲学思想的背景下，"心主神明"，沉思和冥想活动的进行往往在心而不在脑，禅宗中就有"以心传心，不立文字；直指人心，见性成佛"的说法。

风动幡动的故事是南宗禅六祖慧能的一个著名禅门公案。《坛经》中这样记载：慧能和尚得了弘忍大师的衣钵后，隐居在广东曹溪。十余年后他来到广州法性寺，正值印宗法师在讲《涅槃经》。这时，一阵风吹动了刹幡，两个僧人见此情景便争论起来，一个说是幡在动，一个说是风在动。慧能听后，说道："不是风动，也不是幡动，而是你们的心在动。"二僧听后大惊，急忙把此事禀报给了印宗法师。由此，慧能以"风幡之议"为契机，在公众面前亮相，将南宗禅"顿悟法门"之通俗简易的修持方法倡传天下，成为中国禅宗的主流。这个故事同时也深刻地刻画出"万物皆空无，一切唯心造"的中国佛学之精义。

"蝉"，无意或有意，与"禅"成为同音字。自汉以降，诗家听蝉如听禅，像南朝诗人王籍的《入若耶溪》云"蝉噪林逾静，鸟鸣山更幽"，就是通过以动衬静的手法，巧妙地渲染出山林的深幽和寂静，这句诗也成为了千古传诵的名句，被誉为"文外独绝"。唐代著名山水田园诗人王维，人称"诗佛"，常常诗中有画，诗中藏禅，譬如他在《辋川闲居赠

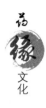

裴秀才迪》中这样写道："倚杖柴门外，临风听暮蝉。"同样是用蝉声的"动"来衬托一种"静"的境界，从中似乎也飘出一丝淡淡的禅意，令人禁不住心驰神往。蝉在中国传统文化中代表着复活和永生，象征着智慧与高洁，成语"蝉联往复"正是寓意蝉的生命不断轮回，周而复始地重复与再现。而另一个比喻计用假象巧妙脱身的成语"金蝉脱壳"，则和接下来要讲的中药蝉蜕有关。

蝉蜕为蝉科昆虫黑蚱的若虫羽化时脱落的皮壳，中药处方中又名蝉衣或净蝉衣。蝉的幼虫长期生活在土壤中不见日光，靠吸食树根汁液为生，少则两三年，多则十几年，故而蝉体禀受了地下的阴寒之气，故蝉蜕性味甘寒。然而，蝉蜕是蝉在洒满阳光的树梢上唱足了歌儿，喊足了"知了"后羽化脱落的皮壳，表现出一种"阳"的功能属性，所以蝉蜕的特性可以概括为"体阴而用阳"，这一特性对应于人体就是肝。因肝在五行中属木，需得到肾水滋润之助力，同时肝所藏之血能够柔和濡养肝体，故谓其"体阴"；而肝的功能又具有木升发、疏泄的特性，故其功用为阳，乃是"用阳"。根据"取象比类"的理论，蝉蜕主归肝经；同时因蝉发音高亢且音质不变，而发音在中医中主要与肺有关，故而蝉蜕又归肺经。由此，蝉蜕的性能、功用可以概括为：甘寒，归肝、肺经，具有发散风热、利咽开音、明目退翳、透疹止痒、息风止痉的作用。从这些功能中可以看出，蝉蜕主要应用于肺系疾病——风热感冒、温病初起（流感）、咽痛喑哑、瘙痒性皮肤病（如麻疹、荨麻疹）等，肝系病证——抽搐性疾病（如急、慢惊风，破伤风）、小儿夜啼、眼睛疾病等。

需要指出的是，中药学当中虽然把蝉蜕归于解表的发散风热药中以治疗风热感冒，但蝉蜕的这一作用并不显著，应用也不多。蝉蜕更多地应用于以下几个方面：

1. 咽喉疾患 这是蝉蜕具有特征性的适应证。其特点在于一切的咽喉疾患，无论是急性还是慢性，无论是咽喉肿痛、咽喉不适还是声音嘶哑，甚至失音，蝉蜕都有显著的疗效。这与蝉在夏日白天孜孜不倦，始终保持音质不变的鸣叫有关。在中药里能够利咽的中药不少，但既能利咽又能开音的药物则很少，蝉蜕就是这样一味药。

2. 小儿夜啼　这是蝉蜕所特有的一个适应证。夜啼证的小儿白昼安静而晚上哭喊吵闹，联想蝉白天鸣叫而夜晚安静的习性，正好与小儿夜啼证相反，古人便以蝉蜕来治疗小儿夜啼。现代研究亦证明，蝉蜕的确具镇静安神之能，因此常用于治疗失眠病证。

3. 眼睛疾患　中医认为眼睛与肝的关系最为密切，素有"肝开窍于目"的理论。因此，无论是肝火上炎还是肝血不足，都会导致眼睛疾患的发生。肝火上炎会出现目赤肿痛，肝血不足则出现视物昏花、翳膜遮睛等。前者为实证，后者为虚证，其中翳膜遮睛类似于西医里讲的白内障。蝉蜕治疗眼疾的特点在于既能用于实证又能用于虚证，既能配伍其他药物内服，同时又能制作成眼药水滴眼外用。

4. 瘙痒性皮肤疾患　相传，古代荆州有位刘员外，家里有一顽童，喜欢用蜘蛛网捕蝉。不料，一日顽童耳朵突然瘙痒难忍，发疹出脓，恶臭难闻。刘员外以为是蝉精作怪，便请来一位巫师驱捉怪物。可惜的是，妖没捉到，那巫师自己也患起同样的病来，真是有苦难言。正巧有一位郎中路过此地，听说此事后，掏出纸笔开了一张方子：蝉蜕半两，麝香半钱，上二味研为末，绵裹塞之。顽童和巫师依此方用药，果然恶物被吸出，耳疾得以根除。这个故事充分说明了蝉蜕具有宣散祛风，透疹止痒的功效。目前主要应用于麻疹、荨麻疹等表现出明显皮肤瘙痒的病证。

蝉是虫，禅是理，蝉禅相遇，碰撞出的是汉字同音或谐音而产生的无限理趣。无论是将蝉"居高声自远"的清高或是蝉蜕之智谋引入禅理，还是将禅理中思辨的精神和类比的方法用于蝉蜕，都令人闻声得道，见色明心，豁然开朗，顿悟成佛。

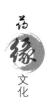

杏坛杏林苦杏仁

中国古代,正统的教育被粗分为"小学"与"大学"两大类:汉字之学属于"小学"的范畴,包括语言、文字、音韵、训诂等;"大学"则是指天地大道、为人处世等方面的学问,即一个人如何成为君子乃至圣人的学问。唐宋八大家之首的韩愈虽然在其《师说》里提出师者的职责应以"传道"为第一,而不应拘泥于"句读"等小学之流,但从另一个角度来看,"小学"中又何尝不曾蕴藏着"大道"呢?这一点于医,亦颇为适合。明代大医张介宾作《医非小道记》,提出医实乃性命之道,医道难矣,医道大矣!

师者以"字"传道,直指人心,而医者治病则往往离不开"药",所谓"用药如用兵",药之于医,亦犹字之于师,利刃也!故而,无论是汉字与中药,抑或是教育与医学,其渊源匪浅之说可谓绝无夸大,这里有一事可以为证:古时人们对于各行各业都有代称雅号,如"梨园"指代戏班,"丹青"代表绘画艺术,而教育与医学这两个完全不同的领域却指向了同一种植物——杏,教育界称"杏坛",医界则称"杏林",个中缘由究竟是什么呢?这得先从两个典故说起。

首先是杏坛。据《庄子·杂篇·渔父》记载,孔子曾经来到一处名叫缁帷的树林,坐在长有许多杏树的土坛上休息。弟子们在一旁读书,孔子就在坛上弦歌鼓琴。清代学者顾炎武经考证认为,今之杏坛乃是宋乾兴年间孔子第四十五代孙孔道辅监修孔庙时,在正殿讲堂旧址"除地为坛,环植以杏,名曰杏坛"而来,而现在的山东曲阜孔庙大成殿前也确有杏坛之址。孔子被尊为"万世师表",故而其聚徒讲学之地"杏坛"在今天就成为了教育界或是教坛的代名词。

说完了杏坛,再来看看杏林。《神仙传》中记载了这样一个故事:三国时期，建安郡侯官县（今福建省长乐市一带）有一位医生，名叫董奉。他有着很高的道术和医技，曾与东汉末年"医圣"张仲景、"外科鼻祖"华佗并称为"建安三神医"。董奉医术高明，曾长年居住在庐山旁为人治病却分文不收，只是让被治愈的病人在他的宅院四周种植杏树。重病患者若被他成功治愈，就每人植杏树五株以示感谢；轻病患者治愈后则每人植杏树一株。几年后，董奉帮助过及治愈的人成千上万，植下的杏树达十几万株，郁郁葱葱，蔚然成林，遂成"杏林"。以后每逢杏熟时节，董奉便张榜公告，凡是到此买杏者，不收银钱，只需用稻谷换取，一斗稻谷换一斗杏。董奉把换来的稻谷全部用来救济贫苦乏食的百姓，自己从不保留。从此以后，董奉行医济世的事迹便传扬开去。百姓们为了纪念他高超的医术和高尚的医德，遂尊称医界为"杏林"。追求德艺双馨的医者们也每每喜欢以"杏林中人"自居，而成语"杏林春暖""誉满杏林"等则被用来称颂那些医德医术兼备的精诚大医。

彼董奉之"杏林"指代医界，此今日真正的杏树林中其实还潜藏着一味来源于杏的常用中药——苦杏仁。

苦杏仁为蔷薇科落叶乔木山杏的干燥成熟种子，是中医临床上十分常用的一味止咳平喘药。既名苦杏仁，可知其药味为苦；既能止咳平喘，则知其归于肺经。作为一味治疗咳喘的常用药，苦杏仁的特点在于能针对引起咳喘的主要环节——肺失宣降而发挥治疗作用。咳喘的产生，原因及诱因很多，所谓"五脏六腑皆令人咳"。但无论是什么原因，必然通过作用于肺，使肺的宣发肃降功能发生障碍，从而引起咳喘。依此而言，不论是肺气不宣，还是肺气不降（又谓肺气上逆），抑或是宣降失调，都会导致咳喘的发生。因此，在治疗上，通过宣肺治疗肺气不宣的咳喘，通过降肺治疗肺气不降的咳喘，既宣肺又降肺则可以治疗宣降失调的咳喘。苦杏仁正是具备了既宣肺又降肺的特性，从而成为治疗咳喘的专药和要药，甚至可以说苦杏仁是咳喘的对症用药，古往今来，大有"疗喘咳必用杏仁"之势。如治风寒咳喘，配麻黄、甘草，以发散风寒、宣肺

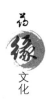

平喘,即三拗汤;治风热咳嗽,配桑叶、菊花等,以发散风热、宣肺止咳,如桑菊饮;治肺热咳喘,常配石膏、麻黄等,以清肺止咳平喘,如麻杏石甘汤;治燥热咳嗽,配桑叶、川贝母、沙参等,以清肺润燥止咳,如桑杏汤、清燥救肺汤,等等。

此外,苦杏仁还有一定的润肠通便功效,这与其富含油脂、归大肠经有关。同时,在中医理论中,肺与大肠之间存在着一种协同关系,即所谓的"肺与大肠相表里"。如肺气不降会导致大便不畅,大便不通反过来又会引起肺气上逆而出现咳喘。因此,通过降肺气的治法,也能在一定程度上达到通泻大便的效果。苦杏仁因具有降肺气之能,常用于治疗便秘。治肠液不足、肠道干枯所致的肠燥便秘,可以配伍桃仁、郁李仁等润肠通便药;治老年人及妇人产后血虚便秘,可配当归、生地等补血养阴药。

需要说明的是,苦杏仁自古以来就被认为具有一定的毒性,故而在其用量不宜多,尤其对待婴幼儿患者更应谨慎。苦杏仁煎汤服一般用量为5～10克,生品入煎剂宜后下,并最好能将其打碎,使当中的有效成分更易煎出。此外,因苦杏仁有一定的通便作用,所以大便稀溏者应当慎用。

从杏坛到杏林,跨越的是教坛与医界,连接的却是汉字与中药的一脉"杏缘"。中国文化兼容并包、根深叶茂,上至天文下至地理皆有关联,正是所谓"天人合一"精神的体现。"小学"之中有大观,"小道"之中亦有天地,一是医治肉体以除病苦,一是升华灵魂而消愚昧,这是医学和教育之精髓的汇通,更是中药与汉字之品格的交融!

小贴士:甜杏仁

甜杏仁味甜美,力较缓,乃药食两用品,有润肺止咳的作用,适用于老人体虚及虚劳咳喘者。若处方中只写杏仁,药房即配给苦杏仁,需用甜杏仁时要写明白。

药　　趣

药名入谜显字趣

　　谜语是汉字在应用过程中产生的一种独特的语言文化现象。中国很早就有元宵佳节猜灯谜的习俗，其谜底很大一部分都是某一个或几个汉字，称为"字谜"。事实上，不仅仅有"字谜"，那些古代精通医药的文人们更是挥洒笔墨，创造出很多谜底为药名的谜语，这便是"药谜"。

　　药谜的历史要追溯到三国时期，而故事的主人公则是我们非常熟悉的两个人物——曹操与华佗。我们都知道华佗为曹操治疗头风病的故事，由于曹操生性多疑，不满华佗提出的开颅手术方案，最后命人将华佗杀害。不过曹操确实是个很有文采和诗才的人，对于医药知识也颇为了解。传说曹操远征归来，患了头风病，部下便向他推荐了华佗。华佗来后，曹操为试其才，写出一首猜中药名的谜语诗给华佗看，诗云：

　　　　胸中荷花兮，西湖秋英。晴空夜明兮，初入其境。长生不老兮，永世康宁。老娘获利兮，警惕家人。三十除五兮，函悉母病。芒种降雪兮，军营难混。接骨妙医兮，老实忠诚。黑发未白兮，大鹏凌空。

　　此诗言辞风雅，慷慨隽永，堪称佳作。华佗看了，略一沉吟，即提

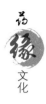

笔写下了十六味中药药名，分别是：穿心莲、杭菊花、满天星、生地、万年青、千年健、益母草、防己、商陆、当归、麦冬、苦参、续断、厚朴、首乌、远志。曹操看后，连声称妙，知道华佗确实颇具才华，便从此将他留下来做了自己的医生。仔细分析一下诗中的语句，便不难理解谜底为何是这些中药了：入得胸中大约总要穿心，荷花又名莲花，所以胸中荷花正是指"穿心莲"；西湖位于杭州、菊花乃是秋季第一名花（英：尚未绽放的花朵），故西湖秋英是指"杭菊花"；晴空夜明，自然易见"满天星"；初入其境，人生地不熟，故为"生地"；长生不老，永葆青春，遂是"万年青"；永世康宁，无灾无病，乃称"千年健"；老娘获利，妇女有益，无非"益母草"；警惕家人，提防自己，这味药叫做"防己"；三十除五，商是六，大写乃是陆，而得"商陆"；接到信函悉闻母亲病了，孝子"当归"；芒种乃是收麦时节，降雪却是隆冬腊月，故各取一字而成"麦冬"；军营难混，何苦参军，"参"乃多音字，变音即得"苦参"；接骨妙医，善于"续断"；老实忠诚，厚道朴实，乃是"厚朴"；黑发未白，那便是"首乌"；大鹏凌空，燕雀安知鸿鹄之志哉，实在"远志"！

作为政治家的曹操出得了这样的药谜，实在是令人刮目相看。其实，古代的文人多兼通医药，下面的两个小故事就分别讲述了药谜与爱情及友情的渊源。

相传，唐代大诗人王维在居士山隐居读书时偶染小疾，便上街去买药。他来到一家药店门口，见柜台后坐着一位容貌秀丽、文静素雅的少女，心中不禁暗暗称奇："市井之中，竟有如此佳丽，不知她才学如何，不妨试她一试。"打定主意后，王维便走上前去问道："姑娘，今日小生上街忘记带上药方，望姑娘方便一二，不知可否？"姑娘彬彬有礼地答道："方便顾客，治病救人，这是医家的本分。您要抓什么药就请跟我说吧。"王维脱口说道："一买宴罢客何方。"姑娘听后莞尔一笑，从容答道："酒毕宴罢客'当归'。"王维接着又说道："二买黑夜不迷途。"姑娘不慌不忙地答道："夜不迷途因'熟地'。"王维继续说："三买艳阳牡丹妹。"姑娘回答道："牡丹花妹'芍药'红。""四买出征在万里。""万里戍疆有'远志'。""五买百年美貂裘。""百年貂裘好'陈皮'。""六买八月花吐蕊。""秋花朵朵点'桂枝'。""七买难见熟人面。""难见熟人是'生地'。""八买酸甜苦辣咸。""世人都称'五味子'。""九买蝴蝶穿花衣。""'香附'粉蝶双双归。""十买青藤缠古树。""青藤缠树是'寄生'。"王维连声称妙，思忖这位姑娘洒脱艳丽、才思敏捷，可谓才貌双绝！自己求学哪能怠慢偷闲，落于姑娘之后？于是回到家更加发奋苦读，终于中榜及第。但王维始终忘不了那位姑娘，便上门去求婚，终得以与之喜结良缘，成为盛唐时期广为流传的一段爱情佳话。

无独有偶，比王维晚半个多世纪的唐代大文豪刘禹锡和柳宗元也都对医学情有独钟，颇多涉猎。他俩是当时文坛的一对挚友，经常相互探讨写文赋诗的心得。唐永贞元年，刘禹锡和柳宗元参与了王叔文的政治革新运动，史称"永贞革新"。由于运动失败，二人均遭到贬谪。刘禹锡被贬为郎州司马，后又被贬到连州。柳宗元则被贬到柳州做刺史，故后人常称其为"柳柳州"。被贬后的两位好友虽不能见面，但依然保持着书信往来。当柳宗元得知刘禹锡仍在孜孜不倦地钻研医学时，便将自己在柳州搜集到的一些医书和奇方验方寄给刘禹锡，并在信末附抄了一首有趣的药谜诗，与之共娱，以排遣仕途受挫的苦闷。这四句诗乃是：

> 四月将尽五月初，刮破窗纸再重糊，
> 丈夫进京三年整，捎封信来半字无。

刘禹锡看罢药谜诗后，微笑着沉吟片刻，就猜出了谜底，于是也写了一首诗回寄给柳宗元作答：

> 五月既望时，出门多加衣，
> 游子离乡久，素笺未写诗。

原来，这两首药谜诗的谜底都分别是指半夏、防风、当归和白芷四味中药。其中的"四月将尽五月初"和"五月既望时"都是指夏天过了

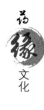

一半的时候,故而谜底为中药"半夏";"刮破窗纸再重糊"与"出门多加衣"从字面上看虽然不同,但含义却相同,都是用以预防或防止风邪侵袭人体,故乃中药"防风";"丈夫进京三年整"和"游子离乡久"均描绘亲人的盼归之情,故为中药"当归";最后一句"捎封信来半字无"和"素笺未写诗"自不必说,当然是"白纸"一张了,通过谐音便很容易理解这是指中药"白芷"。柳宗元接到这首小诗,知道刘禹锡已猜中谜底,很是高兴。二人虽相隔千里,却是心有灵犀,着实令人羡慕!

药谜巧隐巧藏,别具一格,总能带给人奇妙的感觉。而作为谜面的文字往往是在描述谜底药名的含义,猜谜的人需要充分熟悉汉字的音、形、义三元素和中药的名称与功效,并领会出谜人的意图,才能正确地猜出谜底。汉字之趣与中药之美,或许也正是体现在这迷雾重重的朦胧中罢。

小贴士:猜药谜

办事认真无差错(打一常见中药名)。

谜底:细辛(细心)

巧联药名言字魂

对联,又称楹联、联语、联文,简称为联,俗名对子。它是中国特有的在阴阳二元对立统一的哲学思维影响下产生的一种语言应用形式,迄今已有千余年的历史。对联的基本特点是字数相等,平仄相合,词性相对,内容相关。这一特点是建立在汉字独特的文化特征之上的:汉字一个字表示一个音节,无论是单音节词还是多音节词,都很容易找到与之完全对应的字;无论是外在的形式还是内在的音韵节律,都可以达到完美的和谐与统一。

古人曾谓"文之妙者为诗，诗之精者为联"，充分体现了对联在中国传统文化中的地位。时至今日，每逢新春佳节，人们依然保留着家家户户贴"春联"的习俗。而将多姿多彩的中药元素与对联相结合，便产生了"药联"这一美妙而独特的文化产物，具体可分为"药名联"与"药铺联"两大类。

首先来看看药名联。

明朝对联大师解缙博学多识、才华横溢，与杨慎、徐渭二人并称为"明朝三大才子"。他一生不知作过多少妙联，比如我们熟悉的"千年老树为衣架，万里长江作浴盆""天当棋盘星作子，谁人敢下；地作琵琶路当弦，哪个能弹""墙头芦苇，头重脚轻根底浅；山间竹笋，嘴尖皮厚腹中空"等绝妙对联，都是解缙的手笔。解缙还有一副以药用植物的名称写成的药名联，同样是精妙绝伦，令人赞叹不已！

上联：蒲叶桃叶葡萄叶，草本木本。
下联：梅花桂花玫瑰花，春香秋香。

仔细揣摩，只觉世间也许不能再得这样一副精当奇巧的对子了！缘何精当奇巧？奇在音而巧在意！上联中的"蒲""桃"两种药用植物名的读音，连起来恰好与第三种药用植物名"葡萄"的读音相同，且"蒲"（指"香蒲"，中药"蒲黄"为其干燥花粉）属多年生沼生草本植物，"桃"和"葡萄"则均属木本植物，其中桃属乔木而葡萄属木质藤本，故顺序上"草本"在前而"木本"在后，以对照并相呼应。同样的道理，下联堪称"工对"，"叶"对"花"，"草木"对"春秋"，甚是工整而富有韵味。更重要的是，下联也遵循了上联中音奇而意巧的原则："梅"和"桂"也是两种植物药名，连起来读又恰好与第三种植物药名"玫瑰"同音。梅花于冬末春初开放，桂花和玫瑰花则于夏秋时节开放，故而在顺序上也是春秋相承，照应联中的"春香秋香"，真可谓精妙无双，令人叹为观止！

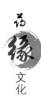

除了药用植物名入联，通过"镶嵌体"这一文学体式将药名直接嵌入对联，借中药名丰富的文化内涵而达到一语双关、言此意彼且颇具趣味之效果者，更是不在少数。

有这样一个嵌药名对联小故事：传说从前有位老中医，开了一家药店，由于自己年事已高，经营起来有些费力，他自己又无儿无女，便想找一位合作的搭档。老中医颇通文墨，于是想了个法子，将一自拟的暗含九味中药药名的上联贴在门口，请人对下联，若有人能对出下联，就请此人与自己共同经营药店。这上联乃是：

白头翁，持大戟，跨海马，与木贼、草寇战百合，旋复回朝，不愧将军国老。

联中镶嵌的九味药名分别是：白头翁、大戟、海马、木贼、草豆蔻（草寇）、百合、旋覆花（旋复）、大黄（将军）和甘草（国老）。同时，老中医也借此联有意标榜了自己一番。可是一连几日，都没有人能对出下联。到了第四天，有位中年妇人路过此地，她看着上联思忖了一会儿，便气定神闲地提笔写出了下联：

红娘子，插金钗，戴银花，比牡丹、芍药胜五倍，从容出阁，宛若云母天仙。

店主一看，暗自叫绝，原来下联不仅对得工整有内涵，当中也正好嵌着九味中药名，分别为：红娘子、石斛（金钗花、金钗石斛）、金银花（银花）、牡丹皮（牡丹）、芍药、五倍子（五倍）、肉苁蓉（从容）、云母和天仙子（天仙）。于是，老中医赶忙请妇人进屋，当即决定要与她共商这药店日后的生意大事。

细看之下，不得不赞叹这妇人对出的下联的确是巧妙之极。老中医自诩是白头翁，这妇人便对以红娘子自居，虽已是中年却颇为自信！老中医在上联中借中药之名夸耀自己神武有力，"不愧将军国老"；中年妇人便对以下联中不卑不亢的回应，称自己"比牡丹芍药胜五倍，宛若云母天仙"。二人都是使用了九个中药名，只在当中加上个别动词、连词和副词及必要的停顿，便使之酣畅地连接成句，并均通过比喻、拟人、双关、转借等修辞手法，赋予动、植、矿物中药以生机和活力、思想与情感，真是精辟之至，美妙绝伦！

后来，老中医的中药店打算扩大规模，再添两名杂工，他提出同样的要求，须能对出含有药名的好对子，方可录用。中年妇人于是向店主推荐了自己的一对儿女，店主怕妇人偏私，便尾随其后看她如何选才。妇人回到家，立即吩咐自己的儿女一个出上联，一个对下联。儿子见母亲归来，十分欣喜，触景生情脱口道："一阵乳香知母至。"镶嵌的中药名乃是"乳香"和"知母"。女儿抬头见窗上糊的纸已陈破，随口应道："半窗故纸防风来。"对应的中药名分别为"补骨脂（破故纸）"和"防风"。妇人听罢刚想说什么，店主已微笑着击掌走了进来，伸出大拇指夸赞道："好聪明的两个孩子，就这样定了！"

古人行医济世，往往拥有自家的药铺，更有儒雅医者喜爱在药铺的门楣之上书写对联，联的内容和意境常常是赞美或表述行医人的医德、医术及药铺的历史渊源等，这便是"药铺联"。

北宋著名画家张择端的《清明上河图》描绘了当时东京汴梁（今河南开封）市井的繁荣景象。在汴河两岸鳞次栉比的房屋建筑群中，有一处名叫"赵太丞家"的药铺，药铺的门口即悬着这样一副楹联：

但愿世间人长寿

不惜架上药生尘

这副楹联平实如话，明白晓畅，既是店主人的心声，同时也让读者的心为之触动，这样一种情怀，大约就是唐代药王孙思邈所倡导的"大医精诚"了罢！据传，这家药铺开张之时，店主的一位老友前去祝贺，送上一副联曰"妙手神医，灵丹仙药"，横批"兴隆药店"。店主老医看了之后摇摇头，并没有采纳此联，而是自己亲笔书写了"但愿世间人长寿，不惜架上药生尘"十四个大字，作为自己毕生行医的追求。街坊邻居、亲朋好友们看了店主老医写的这副对联，顿时都被他的高尚情操和

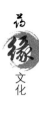

无私品德所深深感动:"如果世间百姓都不生病,健康长寿,哪怕我的药都生了尘土,卖不出去,又有什么关系呢!"

　　药联美,美在药名联的字句和文采,更美在药铺联的仁德与精诚!中药里饱含着深切的人文关怀,汉字中同样隐藏着仁慈而柔软的情愫。将中药之"名"与"魂"融入汉字构成的对联,不仅需要儒医们的自娱自乐和自赏,更需要每一位内心柔软的中国人自己去品味和感悟。

篇 后 记

　　从对汉字源头的探寻，到领略汉字语言的演变应用与包容发展；从揣摩古人对世间万事万物的命名，再到理解一味味中药药名的内涵与外延，这当中的纽带，便是文化，是汉字文化，更是中药文化。

　　没有中药龙骨，也许我们至今都不会发现甲骨文；没有龟板和鳖甲，我们也不会想象得到古人是怎样将一个个方块字保存流传五千年而至今天。刘寄奴不仅是一味中药的名字，还是一位皇帝的名字，更是一段历史与文化的积淀。由形而意，由分到合再到分，这当中不仅包含了造字与拆字的用字智慧，更体现了医家处方及用药配伍的辩证思维。交流不止，文化就不会死气沉沉而走向衰没；包容有余，汉字与中药才可能欣欣发展并不断向前。悬壶济世，杏林春暖，志存高远，净衣禅心……中国文化的三大主流——道、儒、释，都曾对中医和中药产生过不可磨灭的影响。

　　小学为字，大学为道，医非小道，死生亦大矣！汉字承载了教育与文化传承的使命，中药则肩负着医学与生命健康的职责，在历史的长河中，它们分道却又相通，别流却又聚汇，终因着文化的力量，交融在一起，激起了朵朵浪花。

　　成语，谜语，对联，诗词……这些别具一格的汉字应用体式当中，也无不包含着大量的中药药名，堪称音义俱佳、文质兼美。这种药名文学的创举，在世界范围内看来，大概也只有汉字和汉语才能够做到并做

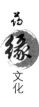

得如此完美,这是其他任何一种语言文字都无法比拟的。一个"藥"字的繁体甚是复杂,但拆开来看,并非难以理解,草字头下的音"樂"或是快"樂",治病草也好,使人产生愉悦情感的植物也罢,终究是音、形、义的完美结合!

文缘篇

中药与文学的交融

《诗经》是我国第一部诗歌总集,收集了自西周初年至春秋中叶约五百年间的诗歌,其中记载了人们在生活、生产、寻找食物,以及同疾病作斗争的过程中发现的有益于人体健康和防治疾病的药物多达百余种,且比秦汉时期成书的《神农本草经》早了几百年,是我国现存文献中最早记录药物的书籍。自此以后,我国的文学作品中就从来不缺少中药的身影。举一个《诗经》里大家耳熟能详的例子:

蒹 葭

蒹葭苍苍,白露为霜。所谓伊人,在水一方。
溯洄从之,道阻且长。溯游从之,宛在水中央。
蒹葭萋萋,白露未晞。所谓伊人,在水之湄。
溯洄从之,道阻且跻。溯游从之,宛在水中坻。
蒹葭采采,白露未已。所谓伊人,在水之涘。
溯洄从之,道阻且右。溯游从之,宛在水中沚。

《蒹葭》出自《诗经·国风·秦风》,诗中将心上人比喻为水中之蒹葭,并细致入微地描绘出了青年男子在追求自己的心上人时,感觉对方忽近忽远、若即若离、

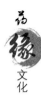

可望而不可即的一种微妙而朦胧的心境,因此,千百年来被人们当作情诗的典范之作,蒹葭也成了象征爱情的草。可是人们大概很少会注意到,蒹葭在日常生活中还是一味常用且有效的中药。蒹葭是水生植物芦苇的别称,常生长在沟渠、河堤、沼泽等湿地或浅水中,其根茎能够入药,又称"苇茎"或"芦根"(地上部分为苇茎,地下部分为芦根),味甘性寒,归肺、胃二经,功擅清肺热、除胃火,有清热生津、除烦止呕、利尿等作用,常用于治疗热病烦渴、胃热呕吐等病症,价廉物美且功效显著,深得民众喜爱。唐代名医孙思邈有一张名方叫"千金苇茎汤",专门用于治疗肺痈。方中以苇茎为主药,辅以薏苡仁、桃仁、冬瓜仁清热化痰、利湿排脓、活血逐瘀,直至今日仍然在临床上广为使用。

从短短一首《蒹葭》里,我们可以看出,虽说中药与文学分属医学与人文两个不同的领域,但在中国传统文化的大背景下,它们之间却能互融互通,并且有着密切的联系。中药是古人经过长期生活实践、经验总结而逐渐积累所得,文学作品则是建立在生活基础上,反映人们生活的"人学"。因此,古今中外的文学作品中都会或多或少地描写到医药知识。

纵观中国古代史,文人通医研药的现象极为普遍,甚至被看作文化修养的标志之一。古人有"一事不知,儒者之耻"的说法,文人更是以博通为荣。且古代不少文人都深受道家的影响,关注生命、崇尚养生,中医药是传统文化的重要部分,文人当然对此精研不倦。我国古代,不少文学家、大诗人都精通医药。他们双栖于文学与医药之间,接触劳苦大众,通晓民间医药技术,写下不少与医药有关的著作,无论在文学史还是医药史上,都占据重要一席。

本篇着重选取了四位在各个时期的文学界有代表性的大师,唐朝的诗圣杜甫、宋朝的大文豪苏东坡、红楼之父曹雪芹和武侠大家金庸,分别从他们的诗歌、笔记、小说等传世著作中选出与中药有关的片段,结合这些中药的药性特点和他们的生活经历或者小说人物的生活背景,分析中药对他们的影响。

中国古代的涉医文学作品可谓是题材广泛、内容丰富、数量繁多,除了客观描述中药性能和功效外,更多地是力图借助中医的理念和思维方式来反映文学形象,中药作为一种特殊的文学符号出现,将其独特的文化展示出来,值得我们深入探讨。

文学的世界实在太过博大精深,我们无法一一列举,只能在以下短短的几节中浅谈辄止,希望能通过这些故事,为读者们打开一扇通往中药文学这个神秘世界的大门。

杜 甫

丁香栀子抒情怀

　　纵观唐代诗人杜甫的一生,坎坷多磨,百病缠身,药成了支持他生活和寄托人生信仰的重要伙伴,伴随他经历各个人生阶段,因此他写下了"多病所须惟药物",可谓是他生活的真实写照。杜甫自小"读书破万卷",懂得许多药性和药理知识,也能识别各种中药。此外,他久病成医,尤其是在四旬过后沉浮官场、四海漂泊的时期,健康状况江河日下,出于个人需要,他的医药活动更加频繁,亲自参与了卖药、种药的过程,通过自身体会、点滴积累,对中药的认识逐渐深入,运用愈发自如。

　　唐代宗宝应元年(公元762年)春,杜甫在成都锦江畔漫游,面对丽春百花齐放、一派生机的美好景象,对比自己当时仕途不顺、落魄潦倒的境地,不由心有所感,写下了一组著名的咏物诗《江头四咏》,其中两首就分别与两味中药有关,即丁香、栀子。

丁　香

丁香体柔弱,乱结枝犹垫。
细叶带浮毛,疏花披素艳。
深栽小斋后,庶使幽人占。

晚堕兰麝中，休怀粉身念。

本诗虽然只有短短几句，却写出了丁香的特点——花团锦簇、外朴内秀、花色明丽、香气馥郁、淡雅清幽。杜甫在诗中也赋予了丁香坚强高洁的品性，即绝不"晚堕兰麝"，与庸脂俗粉同流合污。诗人也借此表达对自己命运坎坷的自怜自惜并自我明志安慰。丁香的特性不但为诗人所喜爱，而且也是一味常用的中药。

丁香入药，早在北魏贾思勰所著的《齐民要术》中就有记载。其名称是因其形状如钉子、有强烈的香味而来。在陶弘景的《名医别录》中丁香又名"鸡舌香"，乃因其花蕾干燥后酷似鸡舌而得名。丁香气味辛香、性质温热，归于脾、胃、肾经，其功效与应用如下：

1. 散寒止痛　丁香气味辛香，善于行散，性温散寒，故而能温散寒气、行散止痛，对于因受寒引起的胃痛、腹痛有比较好的效果。

2. 温胃止呕　丁香虽然气味芳香而且性温，但其作用重心在中下部，具有降逆之性，对于胃寒导致的呕吐，既能温散胃中的寒气又能降逆胃气而止呕，故疗效显著。

3. 温肾助阳　丁香的这个功效主要用于因为肾阳虚而引起的男性阳痿。阳痿的原因很多，但最为核心的因素就是肾阳亏虚，常伴有腰酸、怕冷、乏力等症状。丁香性温走肾，且辛香行散，既能温肾助阳又能激发肾阳，故而对肾阳虚引起的阳痿有一定的作用。丁香的这一功效同样适用于女性因为胞宫虚寒而引起的不孕症。

4. 芳香除臭　丁香的这一功用有一个历史悠久的用途——治疗口臭病。宋代沈括《梦溪笔谈》就曾记载："所以三省故事，郎官日含鸡舌香，欲其奏事对答，其气芬芳。此正谓丁香治口气，至今方书为然。"在宋代的《太平御览》中也有皇帝恩赐丁香给大臣治疗口臭的事例。可见，丁香自古以来就被用于治疗口臭等口腔异味，被人称作是"古代的口香糖"。当然，丁香除臭是建立在它气味芳香的基础上，对于因胃火炽盛而产生的口臭，丁香不能够除臭治本，反而有可能因它的温热之性而加重口臭。

此外，丁香外用磨成粉末敷在患处治疗脚癣、体癣等皮肤疾病，既简便实用又显效迅速。

栀 子

栀子比众木，人间诚未多。
于身色有用，与道气相和。
红取风霜实，青看雨露柯。
无情移得汝，贵在映江波。

杜甫笔下的栀子，至少有两大功用，即入药与染色。栀子在古代是很重要的染料，其果实经过压榨可以获取黄色的汁液，不仅能浸染织物，还可以浸染各种生活器皿，故而诗人称它"于身色有用"。然而相较于染色，栀子"与道气相和"的药用价值则更加值得称颂了。

正如杜甫所言，"红取风霜实，青看雨露柯"，栀子为常绿灌木，秋风、霜露不改其色，有类似松柏那样不畏严寒的性格，能以茂叶挺立于严冬。禀受了冬季的严寒之性，可知栀子性寒且寒性较重，药味单一，只有苦味。味苦能泻，性寒清热，故栀子的核心功效都是与清热有关。栀子归心、肝、肺、胃、三焦经，表明它善于清泻几乎所有的脏腑火热。

1. 清泻肺热 用于肺热咳喘及肺系热性病证，如咽喉肿痛、发热等。

2. 清心除烦 用于心火亢盛引起的心烦、失眠、口苦等。

3. 清泻胃火 用于胃火上攻引起的口臭、牙龈肿痛等。

4. 清泻肝火 用于肝火上炎引起的目赤肿痛、烦躁等。

此外，栀子的清热表现是多方面的，它可以清除多种热邪，主要体现在以下三方面：

1. 清热解毒 用于热毒病证，包括热毒引起的高热、烦躁和皮肤热毒的疮疡痈肿。

2. 清热凉血 用于火热、热毒进入血分出现的高热、出血（如尿血、鼻衄等）。

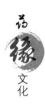

3. 清利湿热 这是栀子一个非常有特色和价值的用途，主要用于黄疸、小便不利、淋沥涩痛等。因黄疸的产生有一个重要的原因就是湿热蕴结于肝胆，治疗上必须祛除湿热之邪并将之排出体外，而栀子既能直接清热利湿又能通过利尿把湿热之邪从小便排出。

由此，可以归纳出栀子清热作用的两大特点：作用广泛，通过小便祛除热邪。

栀子还有一个在治疗跌打损伤中的用途不能不提。栀子在民间有一外号——吊伤药或吊筋药，即是表明栀子在跌打损伤中的作用。可将生的栀子研粉，用醋、蛋清调匀，外敷患处，有很好的消肿止痛作用。

栀子不仅花美馨香，而且"身怀绝技"，有许多其他草木无法比肩的功效，故而杜甫赞其"人间诚未多"。但它又如此低调，静静地开在山野间，不与群芳争风，如此恬静的性格勾起诗人无限感慨，是诗人"以有用之才而孤冷不合于时，甘自老与江湖"的无奈和自伤。

栀子与丁香两味药物，一寒一热，功效各异，却都被落魄的诗人杜甫用以抒发情怀。诗人仕途不顺而寓情于药，尽显他深厚的文化造诣和精深的文学功力。

庭种决明抗秋雨

唐玄宗天宝十三年（公元754年），杜甫在京城任职一个小官。当年秋日阴雨连绵，发生了严重的水灾。诗人杜甫在家门口看着被倾盆大雨冲刷的庭院，感到大雨仿佛浇灭了一切生机，天地间呈现出如地狱一般的景象，不由悲从中来，心情烦闷。但是庭前他曾经亲手栽种的一株决明草仿佛丝毫不受大雨影响，在风雨中依然茂盛地生长着，于是他写下了下面这首诗：

秋雨叹三首 其一

雨中百草秋烂死，阶下决明颜色鲜。

著叶满枝翠羽盖，开花无数黄金钱。

凉风萧萧吹汝急，恐汝后时难独立。

堂上书生空白头，临风三嗅馨香泣。

诗中描写出园子里百草都被大雨冲刷枯萎而死，但台阶下的决明草却在连天秋雨、万物凋敝之时依旧生长茂盛，叶如翠羽盖、花如黄金钱的景象，造成强烈的视觉对比。诗人感怀决明草生命顽强的同时，难免流露出对其在秋风萧瑟的情况下鲜活难久的担忧，更表达了他曾经作为意气风发的书生，如今两鬓青丝不再，却壮志未酬、报国无门，只能空闻决明馨香，沉沦乱世、志郁难舒的伤感之情。

杜甫靠药为生，以药养生，对中药可谓是感情深厚，他为什么要种植决明呢？

决明属于生命力极旺盛的植物，也正因为如此，在瓢泼大雨中其他植物都几乎无法生存的情况下，决明还依然能够生长茂盛。其入药部分是它的成熟种子，即决明子。作为药用，决明子的主要功用如同其名——明目，历来被推崇为治疗眼疾的有效药物。

关于它明目的作用，有一个传说。相传古时候有一位老者，常年饮用决明子泡的茶，到了八十多岁依然耳聪目明、身体轻健，曾吟诗赞叹：

愚翁八十目不瞑，日书蝇头夜点星。

并非生得好眼力，只缘常年食决明。

这首朗朗上口的打油诗来源已不得而知，但它能在民间流传，表明决明子明目的功效绝非无中生有。决明子自古以来就是治疗各种眼疾的要药与专药，无论是肝火上炎的目赤肿痛，还是肝血不足、肝肾亏虚的视物昏花、翳膜遮睛都可以用决明子，单用即效。决明子明目的特点在于清肝补肝同体，虚实眼疾同治。决明子归肝经，味苦性寒而清泻肝火，味甘性寒而补益肝阴，味咸性寒而软化翳膜，故可治疗一切眼疾。杜甫

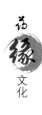

身为一代大文豪,长期读书、写作,难免用眼过度而患眼疾,同时他对中药颇有研究,熟知决明子的功用,在庭院里种植决明也在情理之中。

决明子除了明目的作用之外,还有其他功用:

1. 清泻肝火 用于肝火上炎、肝阳上亢的头痛、眩晕、烦躁等。目前常用于肝阳上亢型高血压病,程度较轻的患者可以用决明子单味泡茶饮用。

2. 润肠通便 用于便秘。引起便秘的原因很多,但主要与大肠积热、肠液不足、肠道干枯等因素有关。决明子归大肠经,苦寒而能清泻火热通便,用于热积便秘;甘寒而能养阴润滑大肠,用于肠燥便秘;咸寒而能软化燥屎,用于燥结便秘。所以,决明子又是一味非常常用的通便药,而且作用较为缓和,可以单独用开水冲泡食用。决明子如入汤剂,水煎时间不宜长,若煎煮时间过久就会减弱其通便功效。

现代研究证明,决明子有较好的利胆作用,能降血脂、减肥,因此又常用于高脂血症、脂肪肝、肥胖的治疗。

在夏季,有些地区用决明子煮水,以茶饮的形式消暑,有一定的作用。但必须注意的是,大便稀溏者应当慎用决明子。

虽然一场大雨毁坏了杜甫庭院的所有植物,决明却因其顽强的生命力而幸免于难,触发了诗人的灵感而写下了这首《秋雨叹》,诗圣深厚的文学功底和浓浓的中药情怀显露无遗。

延寿仙药觅黄精

在杜甫的"药生活"中,有一味中药不得不提,那就是黄精。杜甫曾多次在诗歌中提到黄精的作用,如《丈人山》里赞誉它"扫除白发黄精在,君看他时冰雪容"。受道家文化的影响,杜甫生平颇为信奉道家的服食之术,而黄精是仙家服食之品,认为服食黄精能帮助修行,因此他在《太平寺泉眼》里写下"三春湿黄精，一食生毛羽"。甚至在大雪封山的寒冬，粮食短缺的情况下，他依然不忘用黄精果腹，一句"黄精无苗山雪盛，短衣数挽不掩胫"(《乾元中寓居同谷县作歌七首·之二》)，道尽大雪满山，黄精难觅，空手而归的无可奈何！这不禁令人好奇，黄精究竟是一味怎样的中药，能得到杜甫的如此钟爱？

关于黄精，宋代的《稽神录》里记载过一个非常有意思的故事。临川有一富豪生性残暴，常虐待下人。家中一婢女不堪忍受虐待，负气逃入深山之中。因饥饿难挨，只能拔溪边的一种野草充饥。开始她觉得这野草味道不错，甜滋滋的，能填饱肚子、消除口渴，多吃几次后自觉神清气爽、身轻如燕，于是就天天用这种野草当饭吃。一天夜晚，她坐在大树下休息时，听到草丛中有声音，以为是野兽要伤她性命，恐惧中纵身一跃，居然一下子腾空上树。待到天亮，她觉得可以下来了，不自觉中双脚已经轻快着地。如此矫健的身手让她一直能躲避主人的追捕，直到数年以后，她被设计缚捉。经仔细询问，人们才知道，这些年她赖以生存的就是黄精。

尽管吃黄精后身轻如燕，能飞檐走壁只是一个传说，但现实中，它确实是一味不可多得的良药。对杜甫而言，黄精至少起到三方面的作用：疗疾、养生、充饥，可以说它贯穿于杜甫的整个生活乃至其生命历程。

杜甫患有很严重的消渴病，在其诗中几番提到此病，如"消渴今如在，提携愧老夫"(《别苏徯（赴湖南幕）》)、"病渴三更回白首，传声一注湿青云"(《示獠奴阿段》)、"飘零仍百里，消渴已三年"(《秋日夔府咏怀奉寄郑监李宾客一百韵》)等，无不表达了诗人饱受消渴病折磨的痛苦。中医认为，消渴的发生主要是由于阴虚津伤，病变部位以肺、脾（胃）、肾三脏为主，其临床表现以口渴多尿、消谷善饥、形体消瘦为主。杜甫的一生虽踌躇满志却怀才不遇，又受安史之乱的影响，一直过着居无定所的生活。长期的贫困窘迫、备受屈辱，加上精神抑郁等影响，导致渐渐出现了机体阴津亏损、燥热偏盛、阴阳失调，致使消渴发生。杜

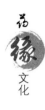

甫到了晚年，病深日久，渐渐出现了因消渴病而引发的一系列并发症，肺燥枯槁（咳嗽、消瘦）、痹证（肢体转动不灵）、目昏耳聋等，与现在的糖尿病并发症十分类似。

既然消渴的主要病机是阴虚，而以肺脾肾三脏病变为主，那么治疗上自然应以补益肺脾肾三脏为法则。黄精恰好具备这种功能。

黄精属于百合科植物，入药部位为根部，生长在湿润、荫蔽的地方，尤其是土层较厚、疏松肥沃、水分充足的土壤中，具有喜阴、耐寒、怕干旱的特性，尽得土之精粹，而土色为黄，故谓之"黄精"。这种尽得土性之物，味甘如饴、性平质润，长于补阴，尤其是它入肺、脾、肾三经，能够补气养阴、润肺健脾补肾，非常适合于消渴病的肺燥、脾虚、肾亏，可谓是气阴双补，上中下同调，乃是治疗消渴病的要药，无怪乎杜甫对黄精情有独钟，黄精一直伴随诗人直到终老。

当然，黄精历来被当做养生仙药，不仅仅因其能用于消渴的治疗，更为重要的是它是一味药食两用品，在驻颜延寿、延缓衰老方面有着十分显著的作用。引起衰老的原因很多，但从本质上讲主要与人体的功能减退、物质减少、代谢下降等因素有关，其中物质上精血亏虚是根本，功能上脾肾两亏是关键。人到了中老年常表现出一些脾肾两亏的症状，如腰膝酸软、腿脚不利、须发早白、牙齿松动、性能力下降、消化力减退等。因此，健脾补肾能在一定程度上延缓衰老，并能治疗一些老年性疾病。黄精性质平和，质润滋补，能益气养阴、健脾补肾，自然可以养生保健、延缓衰老、驻颜养容。难怪杜甫会寄希望用黄精来"扫除白发""化羽登仙"。而且黄精药性平和、不温不燥，最适合平补，还价格低廉，方便易得。因此，黄精可以长期服用。特别是作为药食两用品，它往往可以替代粮食使用。《清史稿·傅山传》记载：傅青主（傅山）从6岁开始就吃黄精而不喜欢吃粮食，除非强迫他才肯吃饭。可见，黄精确实在一定程度上可以替代粮食。这对贫困潦倒的杜甫而言，黄精更是不错的选择。

杜甫对中药材的性能有很深的研究，在他晚年颠沛流离、穷困潦倒的生活条件下，价廉物美、作用显著的黄精自然成了他疗疾、养生的不二之选，无怪乎他会如此钟爱！也因为此，他曾写诗《同谷七歌》："长镵长镵白木柄，我生托子以为命。黄精无苗山雪盛，短衣数挽不掩胫。"

小贴士：黄精使用注意

黄精质腻，脾虚有湿、咳嗽痰多及中寒便溏者均忌服，以免滋腻碍胃。

置水之情赠薤白

因政治上的失意与旱灾肆虐的影响，杜甫于乾元二年（公元759年）辞官离开了京城长安，来到西北的秦州（今甘肃省天水市）短暂停留。在他寓居秦州的四个月中，他结识了一位好友隐士阮昉，据说是魏晋时期"竹林七贤"之一阮籍的后人。在杜甫这段两袖清风、三餐不继的艰难岁月里，阮昉给他送来了自己栽种的薤白三十束。这份患难与共的友情令杜甫颇为感动，故而作诗一首纪念此事，回赠友人的情谊。全诗如下：

秋日阮隐居致薤三十束

隐者柴门内，畦蔬绕舍秋。

盈筐承露薤，不待致书求。

束比青刍色，圆齐玉箸头。

衰年关膈冷，味暖并无忧。

薤白是一种杜甫和阮昉都很喜欢的食物，不止他俩，自古以来许多高风亮节的隐士们都钟情于它。《后汉书·庞参传》中记有一则关于薤白的故事：汉朝时期，汉阳太守庞参想请当地一位满腹经纶的隐士任棠出

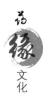

山辅佐自己。庞参来到任棠的门前等候他,并说明了来意。任棠一言不发,拿出了一筐薤白和一盆水放到门前,自己则抱着孙子坐在旁边。庞参沉思良久后明白了任棠的用意,于是打道回府。原来任棠是在告诉庞参"水者,欲吾清也。拔大本薤者,欲吾击强宗也。抱儿当户,欲吾开门恤孤也",借用薤白和清水表达了普通百姓对一个清廉公正的好官的期待。庞参在职期间,果然能够抑强扶弱、惠政利民,得到百姓的爱戴。由这个故事还诞生了一个成语"置水之情",而且从此之后,薤白成了公正清廉与安贫乐道的象征,而这正是身处秦州、心系百姓的大诗人杜甫的心声。

阮昉秋日赠薤还有另一层心意不容忽视,薤白是一味常用的药食两用品,既可以作为食品使用又可以疗疾治病,解杜甫之疾。

薤白为百合科植物小根蒜或薤的干燥鳞茎,别名野薤、野葱、薤白头、野白头。其功用特性主要集中在"宣通"上——宣通胸阳、宣通肠胃,这与其性味、气味、归经有关:其味辛、苦,气味如葱,性温,入心、肺、胃、大肠经。故而其能辛散苦降、温通宣散、通行滑利,主要用于胸阳郁滞、肠胃气滞的病证。

1. 宣通胸阳,散结止痛　薤白的此功用主要用于胸痹心痛的治疗。胸痹的主要症状就是胸前区的憋闷疼痛、短气喘息、不得平卧,严重者出现肢冷汗出、胸痛彻背、背痛彻心,也俗称"真心痛",与现代医学中的冠心病、心肌缺血等相近。虽然胸痹的原因很多,包括痰湿、寒凝、瘀血、阳虚、气亏等,但其病理基础在于胸阳郁滞、心脉瘀阻。因此治疗上应当针对其痹阻不通的病机,以宣通散结止痛为要。薤白气冲、味辛、性温,归于胸阳所在之心肺,长于宣通胸阳、散结止痛,十分适合于胸痹的治疗,常与另一味中药瓜蒌配伍使用。早在东汉时期,医圣张仲景就创制了瓜蒌薤白类方治疗胸痹。

2. 温通胃肠,宣畅气滞　杜甫诗中"衰年关膈冷,味暖并无忧"的关膈指的就是胸膈以下的胃肠部分。杜甫当时年近半百,对西北寒冷之地的生活起居、饮食气候等均不习惯，容易感受寒气，饮食不易消化，肠胃不适。加上杜甫当时辞官远走，心情郁闷，难免肝气郁结、疏泄失常，更加影响饮食物的消化、吸收与排泄，导致腹泻等病证的发生。因此在治疗上应当以调理肠胃、通行气滞为重点，而药物的选择应当以能够作用于肠胃的温性药物为主，薤白正是这样的一味药物。薤白辛散苦降，温通肠胃，疏理气滞，自然十分适合杜甫当时的身体状况，无怪乎杜甫在得到了薤白以后感动不已。

薤白与百姓生活密切相关的另一点是它常作为一种菜肴出现在餐桌上。《汉书·循吏传·龚遂》记载：汉宣帝时龚遂担任渤海太守，当时兵荒马乱，导致民不聊生、疾病流行。龚遂劝民众多种植葱、薤，以防病治病。他规定每人种五十本葱，一畦韭，百本薤。可见薤白早在汉代起就是常见、常种的蔬菜。后代唐人将葱、韭、薤、蒜、姜合称为"五荤"，薤白的全株及地下的鳞茎均可食用，一般春食嫩株，秋食鳞茎，入药则以鳞茎为多。

诗圣杜甫通晓医药，自然知道薤白能够祛病养生，故而他刚到秦州的时候，就曾给自己的侄子杜佐写信索薤，有诗为证：

佐还山后寄三首　其三

几道泉浇圃，交横落慢坡。
葳蕤秋叶少，隐映野云多。
隔沼连香芰，通林带女萝。
甚闻霜薤白，重惠意如何？

由此可见，杜甫对薤白的需求甚为迫切。阮昉作为杜甫的知交好友，了解他心中所想，在他最困难的时候能够急人之困、雪中送炭，三十束薤白之礼可谓胜过黄金千两！

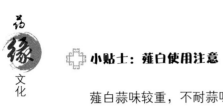

小贴士：薤白使用注意

薤白蒜味较重，不耐蒜味者慎用。

苏 东 坡

解毒除瘴薏苡仁

苏东坡在中国是家喻户晓的人物,大家对苏东坡在诗、词、文、赋、书、画等方面的成就比较熟悉,可是否知道他在医药方面的造诣也非常深厚呢?不但在他的文学作品中多处体现医药知识,而且还有一部以介绍中医药知识为主的《苏学士方》,后人将之与沈括所著的《良方》合编而成《苏沈良方》。更为可贵的是,虽然他一生仕途坎坷,屡遭迫害,流放荒野,却能够利用自己的医药知识造福当地百姓,每到一处,都细心收集、记载当地的偏方、秘方。就让我们一起来回顾这位伟大文豪有关中药的不凡经历吧!

苏东坡最后一次被贬谪至岭南惠州时,已年逾花甲。历经官场浮沉多年的他早已精疲力竭,乐得在此安享晚年。他在罗浮山下开垦了一片植物园,亲手栽培一些中药,著名的《小圃五咏》就是那个时期创作的。以下列举一例:

薏 苡

伏波饭薏苡，御瘴传神良。

能除五溪毒，不救谗言伤。

谗言风雨过，瘴疠久亦亡。

两俱不足治，但爱草木长。

草木各有宜，珍产骈南荒。

绛囊悬荔支，雪粉剖桄榔。

不谓蓬荻姿，中有药与粮。

春为芡珠圆，炊作菰米香。

子美拾橡栗，黄精诳空肠。

今吾独何者，玉粒照座光。

东汉时期，岭南流行"瘴气病"，患者手足无力，麻木疼痛，下肢水肿，进而全身肿胀。伏波将军马援奉命平定南疆叛乱时，将士们水土不服，纷纷染上了这种怪病。马援心中奇怪，为什么岭南气候潮湿闷热多年，岭南居民却鲜有生此病者？于是他请教当地人如何治疗，他们告诉他可以服用薏苡仁治疗。于是，马援就命令将士们采用当地的民间食疗方，用薏苡仁代替米饭作为主食常服，很快那些患病的兵士一一恢复健康。南征胜利后，马援带着满满一车薏苡仁回中原，本想引进这种神奇的药物，却被朝中小人诬陷，诽谤他搜刮了大量珠宝回朝。马援气愤不已，当众将薏苡仁倒入江水，谣言不攻自破。此事在千年之后被苏东坡记录在诗歌里，叹息薏苡仁"能解五溪毒，不救谗言伤"，为此哀痛不已！

我们感叹马援将军被小人谗言所伤之时，不禁也会感到困惑：岭南地区的瘴毒是什么？为什么致病如此凶猛？薏苡仁为何能治疗这种瘴毒？

岭南一带，山高林密，气候炎热潮湿，具有热带、亚热带特征，高温多雨，各种毒蛇猛兽常常出没。这一地区的气候环境特点也决定了当地的致病特点与疾病谱，致病因素多为山岚瘴气，往往与湿、热、毒有关，具有急性、传染性等特点。因此，对该地区感染山岚瘴气的治疗，必须要清热、利湿、解毒，尤其是对一些下部的湿热毒邪引起的疾病更要注意把这些致病因素祛除出体外。薏苡仁正是这样一味药物。

薏苡仁是禾本科多年生草本植物薏苡的成熟果仁，首载于《神农本草经》，别名"解蠡"，喜欢生长于湿润的环境，岭南地区的环境非常适合薏苡仁的生长。正是这种生长环境使之性味甘淡而偏于寒性，味淡能通利小便，性寒能清热解毒，故而薏苡仁能将湿、热、毒等病邪从小便排出体外。病邪一除，疾病自愈。马援带领的士兵所患的疾病就是水土不服，感染瘴气、瘴毒所致，所以在治疗上只要清除湿热毒邪即可。

薏苡仁的渗利水湿功用除了用于此病以外，还时常用于水肿、小便不利、泄泻、妇女白带过多、湿疹、淋证（尿频、尿急、尿痛）等病证的治疗，可以单用，也可以配伍其他中药同用。

"中有药与粮"指的是薏苡仁口味甘淡，既作食用又作药用，用途非常广泛。民间时常有人将其与米同煮，甚至只用薏苡仁煮粥。特别是在夏季，因雨水较多、湿气较重，常会出现泄泻、食欲不振等脾虚有湿的病证，薏苡仁更是常用，因其既健脾又除湿，标本兼治。除此之外，薏苡仁还有以下功用：

1. 舒缓筋脉，除痹止痛 用于治疗风湿痹痛、筋脉挛急，类似于关节炎出现关节畸形。

2. 清热排脓 用于治疗肺痈、肠痈。肺痈类似于目前的肺脓肿，肠痈类似于阑尾炎。从中医讲，肺脓肿与阑尾炎的主要原因就是湿热毒蕴结，薏苡仁则能清除湿热之毒。

由此，薏苡仁的功用特点可以概括为：补泻同体，以泻为主；上下同治，以下为主；内外通调，以内为主。苏东坡被贬南疆，通晓医药，从其《小圃五咏》的记载、描写中可见一斑。

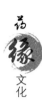

小贴士:《小圃五咏》

《小圃五咏》里的五味中药分别为人参、地黄、甘菊、枸杞、薏苡,均是东坡晚年在岭南罗浮山脚下小圃中亲自栽种的,并为它们各自作诗一首。清代纪晓岚曾言"五诗皆语质而味腴,东坡用意之作",它们不但被寄予了诗人面对坎坷经历的释然和力求超脱的精神追求,也反映出了诗人对中医药的浓厚兴趣和孜孜以求的探索精神。

我喻老马寻地黄

苏东坡刚被贬谪到岭南惠州时已59岁,身体欠佳,可谓是年老体弱。东坡对自己的身体状况十分清楚,且谙熟医药,深知一味名叫"地黄"的药物对自己的身体有益。但是地黄原产于河南焦作(古怀庆府)一带,属于"四大怀药"之一,岭南地区则很少见,故而他十分苦恼。他听闻循州兴宁令欧阳叔向在自家的圃中栽种此药,想起自己在龙川做县令的朋友翟东玉与叔向是故交,于是特意写信请翟东玉代自己求一些地黄寄来惠州。后来,他甚至在自家的小圃里也种植起这味药来,并且为此作诗《地黄》一首,全诗如下:

地 黄

地黄饲老马,可使光鉴人。
吾闻乐天语,喻马施之身。
我衰正伏枥,垂耳气不振。
移栽附沃壤,蕃茂争新春。
沉水得稚根,重汤养陈薪。
投以东阿清,和以北海醇。

崖蜜助甘冷，山姜发芳辛。

融为寒食饧，咽作瑞露珍。

丹田自宿火，渴肺还生津。

愿饷内热子，一洗胸中尘。

读罢此诗，我们不禁要问，这味地黄究竟是怎样的中药，竟得苏东坡如此厚爱，以至于对它念念不忘？

从诗中可以得知，东坡对地黄的偏爱起自于白居易的一首《采地黄者》。晋代医家葛洪的《抱朴子》一书中记载了韩子治用地黄喂养已经五十岁的老马，此马居然又生了三匹小马驹，一直活到一百三十岁才死，后人多效仿。于是灾年便见到贫困者在田野里辛苦挖取地黄送到富贵人家喂马，以换取少量的食物。白居易的《采地黄者》便是描述此情此景。东坡受启发后，便有了食用地黄的念头，他将自己比喻为一匹血气衰微的伏枥老马，希望通过食用地黄，使自己恢复健康强健的体魄，如故事中的老马一般充满活力。其实，东坡当时的身体状况也比较符合地黄的药用症状。他对自己的描述是"丹田自宿火"，与其年老而真阴不足，虚火偏盛有关，常常感到心烦口渴，自觉体内总蕴有一股"热气"。加上他从京城千里迢迢来到岭南，受到岭南独特的湿热蒸郁的气候影响，使得他阴亏火扰的体质状况雪上加霜。

地黄的药用部位为块根，入土为黄色，离土则变黑，汲土中精华而生，因此得名为地黄。据闻，种植地黄的药田不能年年种植，要种一茬，休耕八载，否则地力匮乏，药效递减。作为药用，地黄有生熟之分。

生地黄甘寒质润，可以清热凉血、养阴生津，对于阴亏血热的病人能够起到双管齐下、标本兼治的作用，既补益肾阴又清降虚火，十分适合苏东坡。讲到地黄补益肾阴的作用，也许大家会联想到一个专门治疗肾阴不足的中成药——六味地黄丸，方中发挥主要治疗作用的就是地黄。

熟地黄是在生地黄的基础之上经过炮制而得，性味甘温，质地滋腻，能够滋补精血，自古以来就是增强体质、延缓衰老、治疗一些慢性病及

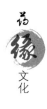

老年病的要药。所谓肾为先天之本,中医里有"久病及肾"的说法,无论阴阳,凡病至极,皆所必至,且人之衰老的出现也与肝肾不足、精血亏虚有关。因此,要延缓衰老、治疗老年病等,必须注重补益肝肾精血。熟地黄源于生地黄,质地滋腻,性具封藏,善补不消,功专下部,为补益肝肾精血的要药,凡是肝肾亏虚、精血不足都可用之。

此外,无论是生地黄还是熟地黄都有显著的治疗消渴的作用,现代研究也证明地黄具有显著的降血糖功效。需要注意的是,地黄性质黏腻,有碍消化,凡脾虚湿滞、腹满便溏、气滞痰多、脘腹胀痛者慎用,而且多与砂仁、陈皮等理气药同用,以防它太过缓滞的弊处。

东坡晚年被贬至岭南度过了7年的光阴,在岭南缺医少药的情况下,仍然能够做到"垂老投荒"而大难不死,这与他熟识药性、善于用药是分不开的。从善用、巧用一味地黄的例子,可窥探出东坡在医药方面的精深见解。

小贴士:六味地黄丸

六味地黄丸为宋代钱乙所著的《小儿药证直诀》中的一张补阴名方,由熟地黄、茯苓、山药、泽泻、山茱萸和牡丹皮六味药物组成,具有滋补肾阴的作用,主治肾阴不足证,症见腰膝酸软、头晕目眩、耳鸣耳聋、盗汗遗精、口燥咽干、骨蒸潮热等。

祛湿止泻车前子

苏东坡平日很注重收集各种医药知识,并且来源众多,不少古代医方、笔记小说中所载药方、宫廷秘方和民间土方、专业医生提供的各类处方及社会各界同僚朋友推荐的验方等,都被他一一收入自己的笔记,久而久之，诞生了一部书《苏学士方》。后人将这部书与北宋另一位科学家沈括所著的《良方》合编，成了后代流传甚广的《苏沈良方》（原名《苏沈内翰良方》）。

《苏沈良方》是一本随笔、杂说性质的笔记，以中药、疾病治疗、养生保健、针灸炼丹、医案医话为主，广泛论述了有关医学、药学的各方面问题，内容丰富，涵盖范围广泛。虽不比专业的医学著作，但书中所载方药大多都为作者耳闻目睹后所辑，记载的各种疾病也多附以案例，对中药性味、采集、配伍、剂型等的论述也很精辟，实用价值较高。清代纪晓岚编纂《四库全书》时，对此书的评价甚高，谓："宋世士大夫类通医理，而轼与括尤博洽多闻。"

《苏沈良方》中记载了用车前子治疗欧阳修暴泻的事例：素来与苏东坡交好的大文豪欧阳修有一次患了严重的腹泻，大便稀溏如水，经多位名医诊治，服药无数，均不见效。一日，夫人听说街上有人出售一张治疗腹泻的秘方很有效，花了三文钱派人把药买了回来，谎称是名医开的，让欧阳修用米汤送服，想不到竟一剂而愈。后知其方只不过是一味车前子而已。欧阳修后来将此事告诉苏东坡，被东坡记录在了书中。

这不由令人好奇，为何诸多名医都束手无策的暴泻病，却被简简单单一味车前子治好了？车前子究竟是怎样一味中药呢？

引起腹泻的原因很多，《苏沈良方》上记载欧阳修患的属于"暴泻病"。何谓暴泻？"暴"是形容泄泻的程度和状态，强调了发病急骤、腹泻不止的严峻情况。引起暴泻的原因主要有两个：感受寒湿之气和饮食不洁。欧阳修的暴泻病是由于湿邪所致。湿邪困阻，一方面使脾胃的升清降浊功能紊乱，致使小肠清浊不分；另一方面湿邪入侵大肠，压迫肠道，故而引起泄泻如水注，所谓的"湿盛则濡泻"。因此，对这种泄泻的治疗关键就是除湿健脾。问题是欧阳修此时暴泻如水，情势紧急，理应尽快祛除肠道的湿邪，改善症状治其标，其次再调理脾胃治其本。祛湿直接有效的方法之一就是通利小便，使水湿从小便而走，如此一来，湿

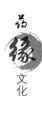

去则大便逐渐干实,泄泻自然痊愈。在中医里,这种治法有一句俗语:利小便而实大便。车前子就是这样一味药物。

车前子在全国各地均有分布,多生长于山野、路旁、沟旁及河边。车前子作为常用中药,颇具特色,其应用主要集中在利水与明目两方面。车前子性寒味甘,既清热又养阴,上归肺经,下归肝、肾、小肠经。也正是这种独特的性能,赋予了车前子的功用特性——清上通下、升清泄浊。其"清上"包括清肺热以止咳而用于肺热咳嗽,清肝火以明目而用于肝火上炎之目赤肿痛;其"通下"包括利水通淋以治水肿、小便不利与淋证,通利小便以坚实大便以治湿盛泄泻;其"升清"以升提清气而明目,治疗眼目昏花;其"泄浊"以祛除水湿,治疗水湿下注的病证。因此,车前子具有利尿通淋、渗湿止泻、清肺止咳、清肝明目的功效。

需要注意的是,在应用车前子时应当注意这味药物的煎法,需要用纱布包煎,因车前子性质沉降,以免药物在煎煮时沉淀、黏滞锅底。

这个《苏沈良方》中所记载的一个小小的案例,以短短的数十字就体现出了车前子治疗泄泻的奇效,也反映出《苏沈良方》的医学价值。

小贴士:车前草、沈括

车前草是车前的全草,也是一味常用的中药,其性味、功效与车前子相似,但又具有清热解毒的作用,多用于治疗热毒痈肿。内服或鲜草捣烂外敷均可。

沈括,北宋著名科学家,作品有《梦溪笔谈》。沈括对中医药钻研颇深,喜欢收集验方,所著的《良方》与苏轼的《苏学士方》合编成《苏沈良方》。

脚气病用威灵仙

在《苏沈良方》里，苏东坡记载了家乡眉山一个亲戚患严重脚气病的案例。该亲戚患病后愁苦不已，四处求医，后打听到一个民间验方，遂用一种叫"威灵仙"的草药做成蜜丸，每天服用，持续半年，严重的脚气病就治好了，再未复发。苏东坡记录了这个案例："此眉山一亲，患脚气至重，依此服半年，遂永除。"自此以后，用威灵仙治疗脚气病的方法得以在民间流传开来。

那么，苏东坡所记载的"脚气病"是怎样的一种病？是否等同于现代医学所讲的脚气病？威灵仙又为什么可以治疗"脚气病"呢？

对于苏东坡所记载的"脚气病"是否与我们现在普遍认为的因缺乏维生素B_1引起的脚气病相同，意见并不一致，但从发病部位、症状表现、疾病发展等各个方面来看，还是基本相似的。我国对脚气病的记载最早始于晋代，起源于岭南地区，后逐渐向长江下游南部地区蔓延。中医对脚气病发病的认识主要是由于气候、环境等因素，湿气（包括湿热、风湿之毒、湿浊等）侵犯人体，导致局部经络不畅，气血不通，病邪滞留，自下而上而发病。其症状在起始阶段主要为下肢（特别是足踝部以下）肿胀甚至作痛，妨碍行动，之后肿痛逐渐向上发展延伸至全身，常伴有神疲乏力、精神萎倦、食欲不振、呕吐腹泻等全身症状。因此，对于脚气病的治疗必须从三方面着手：祛除湿邪，畅通经络，消除症状。威灵仙恰恰具有这三个方面的作用。

威灵仙，又称"葳灵仙"，其记载最早可追溯到唐代贞元年间。嵩阳子周君巢曾作过一篇《威灵仙传》，说威灵仙可祛众风，通十二经脉，朝服暮效，并且记录了这样一则传说：早先商州有个人患了手足不遂的病证，足不能履地长达数十年之久。他四处求医问药，均无效果，几近绝

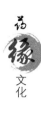

望。其亲人甚至将他安置在路旁,以求有人路过能够提供良方救他一命。后来果然遇到一位云游至此的新罗（现在的朝鲜）僧人,他推荐了一种可以治疗此病的草药。于是其亲人专门进山为他寻找到这种草药。病人服用后,数日便能行走。由于这味草药是由新罗的僧人所荐,因此后世便把这味神奇的草药称为"威灵仙",意思是"一个威严的仙人所传之灵丹妙药",并且还包含了对它药性峻猛、功效如神的褒奖之意。李时珍曾这样解释这味药名："威言其性猛也,灵仙言其功神也。"

威灵仙的最大特性可以从一个"通"字理解,而这与其性能密切相关。威灵仙味辛性温,具有行散温通之能,可以畅通经络气血,经络不畅、气血不通之病证用之有效,全身任何部位均可应用,尤其对风湿引起的不通畅的病症更为适合,古人将之归纳为"走而不守,通行全身十二经脉"。此外,威灵仙还具有咸味,使其能够软化一些包括湿邪在内的有形病邪,从而发挥畅通气血经络的作用。因此,威灵仙的功用可以概括为祛风湿、通经络、止痹痛,用于风湿引起的经络不畅而出现的关节疼痛或肿胀麻木、筋脉拘挛、屈伸不利、行走不便等非常有效。而且威灵仙的这一功用特性因其卓越的疗效,使其不仅仅应用于风湿病证,同样也可用于其他病邪引起的经络不畅的病证,如中风后遗症出现的半身不遂、肢体麻木,目前发病率日益提高的痛风等。威灵仙在治疗在脚气病中的作用更是一箭三雕,祛湿、通络、消肿止痛,难怪苏东坡要将其记录在《苏沈良方》中。

讲到威灵仙,不能不提到它的另外两个作用：消痰水、软化鲠骨。这两个功用可以说前者极具应用想象空间,后者则极具实用特色,并且这两个功能都与其咸味有关。

1. 消痰水 痰水在中医中被认为是由于机体相关脏腑的功能失调而致人体水液代谢紊乱所致,一旦形成就成为重要的致病因素,尤其是一些诸如肿块等有形病证与之关系密切。因此,通过消除痰水就能治疗这些病证。威灵仙不但味咸能软化而且善于通行,可治疗包括肿瘤在内的一些疾病。

2. 软化骨鲠 这是威灵仙非常具有特色的一个作用，临床上非常有效。因为威灵仙的咸味，使其能够软化一些细小的软骨而被用于治疗细小软骨鲠梗阻咽喉。但需要说明的是，这一功能的应用已经不如以前广泛，因目前在一般的县级医院都设有五官科，对于咽喉骨鲠治疗起来方便简单，可以不用威灵仙。这一功用目前的应用价值在于：①对于一些比较偏僻，离大医院比较远的地区，如有骨鲠梗阻咽喉者依然可用；②对于医院五官科无法检查出更无法治疗的咽喉骨鲠情况，用威灵仙也有作用；③即使已经被五官科取出鲠骨，也还可用威灵仙消肿止痛；④这一功用也可用于治疗非骨鲠的一些咽喉肿痛甚至结节等病证。

威灵仙如果用于消骨鲠，可以单独使用，但用量必须大，一般都在50克以上，煎汤以后，频频饮用。

从威灵仙治疗"脚气病"的例子可以得知，大文豪苏东坡在日常生活中对医药知识的重视，可谓处处有心，他将收集的病例一一记录在案，为我们后人留下了丰富的医学史料。

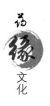

曹雪芹

黛玉错服补益药

《红楼梦》一书描绘了中国古代封建社会的贵族生活，内容博大精深、包罗万象，几乎囊括了古代封建世族日常生活的方方面面，堪称当时社会的百科全书，而中医药知识恰是其中举足轻重的一部分。《红楼梦》中写活了四百多位秉性各异的人物，描绘了千姿百态的生活场景，同时也记载了数量众多的各类医药知识。据记载，小说中涉及的疾病与医药知识多达291处，阐述各类病证114种，相关方剂45张，药物达127种之多，医案13个。书中所提方药，大多出自医书而有据可循，有些至今仍在临床上应用，即便少数纯属虚构的医药内容，也都写得入情入理，精彩程度远超一般医书之晦涩。

一提到《红楼梦》中的林黛玉，人们的脑海中马上就会浮现出一个娇柔多病、弱不禁风的女子模样，以至于在日常生活中人们常把那些体弱多病的姑娘比喻为林黛玉。尽管林黛玉仅仅是曹雪芹笔下中众多虚构人物中的一个，然而经过曹雪芹的描绘，我们还是会情不自禁地为黛玉早早香魂消逝的悲剧命运唏嘘不已。惋惜之余，难免会产生这样的疑问：林黛玉虽说自小丧母，被送到贾府，寄人篱下，但毕竟还是生活在富贵人家，上有贾母等长辈的宠爱，下有丫鬟们的悉心照料，更有贾宝玉的爱恋，可谓衣食无忧，怎么就最终落得一个红颜薄命的结局呢？

看罢小说我们可知，《红楼梦》的女主角林黛玉从小就与中药结下了不解之缘。打从第三回中她出现在众人面前时就是面庞怯弱不胜，自称"从会吃饮食起便吃药"，始终未断，请过多少名医修方配药，皆不见效，后来便一直服用人参养荣丸。贾母心疼之极，正好自己也在吃丸药，当下让人日后多配一料给黛玉。自此之后，出现在大家面前的林黛玉就是个药罐子，及至她最终患上肺痨并"苦绛珠魂归离恨天"为止。

在此大家不禁要问：林黛玉已经这样在服药，并且从小开始服用的都是上好的补药，即便她先天体质虚弱，也总该有所效果吧？为什么她还会患肺痨？为什么如此薄命呢？

虽然众人对黛玉的死众说纷纭，但归结起来不外是先天虚弱，后天忧郁两点。这固然没有错，但还有一个重要因素则极易被忽略，那就是误用中药！黛玉对中药的误用包括两个方面：用药不当与用法不当。

首先，人参养荣丸是一个古方，里面除了人参以外，还含有黄芪、白术、茯苓、炙甘草等补气药，以及当归、白芍、熟地黄、大枣等补血药，此外还有肉桂、陈皮、五味子、远志、生姜等理气温阳、补肾安神的药物。显然，此方的主要作用是补益气血，兼有健脑安神的功效，主要适用于那些精神不振、神疲乏力、面色萎黄、心慌气短、记忆力减退、睡眠易惊醒等气血不足的人群，如产妇、失血病人、贫血患者等。方中的一些主要药物都是非常常用而有效的补气补血药，如人参号称"百草之王"，具有十分显著的补气作用，其他的黄芪、白术、茯苓、甘草都是常用的补气之品，而当归、地黄、白芍、红枣则为常用的补血药，加上能促使补气补血药发挥补益作用的肉桂、生姜，可以说这张流传已久的古方组成是十分合理的。然而，该方虽然用之得当非常有效，但用之不当则反而有害。为何？我们可以看出，全方除了白芍以外，大部分药物都为温热之性，尤其是肉桂与生姜的温热之性尤甚，是一张温补之剂。

这种偏性明显的方药，如果在用之不当的情况下，很容易导致助阳伤阴生火的不良反应。不幸的是，林黛玉恰恰就属于用之不当之列！

再来看林黛玉的身体状况。黛玉虽然先天不足，体质虚弱，但她当时毕竟年幼，属于稚阴稚阳之体，尚处生长发育阶段，按照常理是不需要依赖药物调补的。即使服用，也应当选用性质较为平和的品种，以调理功能、改善体质、激发机体自身功能为主。应用的原则应点到为止，不可过用、久用，此即中医所谓的"中病即止"。那些偏性明显、作用显著的药物，不应该贪图一时之效而多用、久用，不然不仅于身体无益，反而容易因药物的偏性导致机体阴阳失衡，黛玉就属于不明所以滥用补药的典型！此外，黛玉生性多愁善感，郁郁寡欢，属于中医里"肝郁气结"的典型病例。郁久即会化火，而暗耗阴血。因此，黛玉的体质固然气血不足，但更为重要的是存在着阴血亏虚的症状。针对这个情况，黛玉的用药就应当以养阴补血为主，温热之品是不能多用、久用的。但是她从小便服用人参养荣丸之类的补药，并且强调了是常服、久服，"从会吃饮食起便吃药，到今日未断"，这是多么可怕、多么不可思议！以至于她在后期会出现明显的过服温补药的副作用：神思恍惚、咳嗽咯血、浑身火热、面上发烧、腮上通红。倒是在第四十五回中，宝钗来看望她时对她说："昨儿我看你那药方上，人参肉桂觉得太多了。虽说益气补神，也不宜太热。依我说，先以平肝健胃为要，肝火一平，不能克土，胃气无病，饮食就可以养人了。每日早起拿上等燕窝一两，冰糖五钱，用银铫子熬出粥来，若吃惯了，比药还强，最是滋阴补气的。"宝钗建议改由性凉润补的燕窝替代温补的人参养荣丸，这样一来更加针对黛玉阴虚血亏的症状，倒是有几分道理。

最后来了解一下肺痨。肺痨相当于目前西医所说的肺结核，中医简称"痨病"。目前认为，肺结核主要是感染了结核杆菌所致，中医称之为"痨虫"。肺痨是一种以干咳无痰，或痰中带血，低热盗汗，体虚乏力，形体消瘦，两颧潮红等为主要表现的一种慢性消耗性疾病，尤其到了中后期，以上症状更加明显，并且会出现咯血症状，及至不治身亡。这一过程在林黛玉身上体现得十分明显。那么，为什么黛玉一边在服用药物，一边病情进展仍然飞快呢？原因大致有三个方面：①痨虫损伤机体，消耗肺阴；②情绪抑郁，肝郁化火，出现肝火上犯于肺（根据五行学说，肝属木，肺属金，中医称之为"木火刑金"），灼伤肺阴的现象；③由于长期服用人参养荣丸等温补中药，损伤机体阴液，以至阴虚火旺。这样三座大山压于一身，常人都受不了，更何况从小就体弱多病的林黛玉，岂有不垮之理？

小说里出现在人们面前的林黛玉无疑是个悲剧人物：家世悲凉、爱情悲愤、健康悲剧、命运悲惨！更具有讽刺意义的是，她的健康悲剧很大一个缘由是来自于为了健康而应用的药物！世人当以此为戒，不要盲目迷信补药而滥用，尤其是那些作用显著的药物，更应万分小心。对用之有效的药物也当坚持"需则用之"的原则，不要贪图效果而长久服用，应当明白"凡药三分毒"的道理。

小贴士：人参养荣丸

人参养荣丸源自宋代《太平惠民和剂局方》，由人参、黄芪、茯苓、白术、甘草、当归、白芍、熟地、肉桂、陈皮、五味子、远志、生姜、大枣组成，具有补气养血、调养营卫、宁神益智的作用，适用于气血两亏、五脏失养、积劳虚损所致的病证。

鳖血柴胡治吐血

《红楼梦》中的御医王大夫与贾家是世交，经常出入于宁荣二府，给贾母、宝玉、黛玉、晴雯、袭人等人都看过病，医术精湛，用药精当，

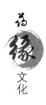

深得贾府众人的信赖。然而有一回，贾琏却质疑他治疗黛玉吐血证的一张处方。这到底是怎么一回事？

在小说后半段，黛玉的痨病越发严重。第八十三回中，黛玉噩梦惊醒、神魂俱乱、痰血上涌，吐了满满一盒子，面无血色，连说话的气力儿都微了。王大夫为她把了脉，称这是由于黛玉素体积郁而化火，导致肝火上犯于肺，迫使血液不循血道而外溢，随肺气一起上涌而咳吐痰血。王大夫拟的治法是先用黑逍遥散疏解黛玉的肝郁治其本，再用归肺固金汤治疗咳血。黑逍遥散是一张疏肝理气的古方，方中以柴胡为主药，配以当归、白芍、白术、茯苓、生姜、甘草、熟地等，用以治疗肝脾郁结所致的抑郁不乐、头晕目眩等症，照理说治疗黛玉的病证是恰到好处的。方中的柴胡有升发之气，善于条达肝气、疏解肝郁，是治疗情绪抑郁、肝气不舒的专药。然而贾琏认为黛玉此时血气上冲，已经吐血，怎么还可以再用有升提之性的柴胡，这不是火上浇油吗？王太医深以为然，但又深知黛玉的病根在于肝郁不疏，非柴胡不能解。可谓必用之而又忌用之！有什么方法可以解决这一难题呢？王大夫不愧为御医，想到了用鳖血去拌炒柴胡来解此难题。

这里涉及中药材在应用前的加工处理问题，在中药学里俗称炮制。由于中药大都是一些原药材，必须经过一定的加工处理，才能投入使用。有的则是根据病情的需要，为了治疗目的，应用一定的方法对药材进行有目的地加工，此处的王大夫选择用鳖血拌炒柴胡就属于此列。

柴胡是一味十分重要而常用的中药，主要有三个用途：

1. 退热 用于治疗多种外感发热。目前就有柴胡退热注射液、柴胡退热颗粒。

2. 疏肝 用于肝气郁滞的病证，如抑郁症，或肝胆疾病引起的消化不良、月经不调等，如著名的逍遥散中就有柴胡。

3. 升提 用于治疗一些中气下陷的病症，如胃下垂、脱肛、子宫下垂、肾下垂等，常用的补中益气汤（丸）中就有柴胡。

柴胡的这三个功用都体现出柴胡向上、向外的特性。因此，尽管柴胡作用显著，但对一些本身表现出向上向外的病证就不宜使用。林黛玉生性多虑，因自幼丧母、寄人篱下而郁郁寡欢，久郁伤肝，加之长期误服温补中药，致使肝火上犯，灼伤肺络而至咳嗽咯血。欲解其郁火必须疏肝，自然需用柴胡；而欲止其血又当清降，即清火降气，又不可用柴胡，恐其耗阴伤血而加重吐衄，对于久病入络、气阴两伤的黛玉来说，阴血耗伤难免有雪上加霜之嫌。于是王大夫想到了用鳖血来拌炒柴胡以解难题。鳖血就是团鱼（俗称甲鱼）的血，性味咸寒，主要作用于肝和肾，具有滋阴润燥、补血止血的作用，对阴虚内热、血虚出血的病证有效。取新鲜的鳖血拌炒柴胡，使之被吸入柴胡之中，用鳖血之阴挫缓柴胡的劫夺、升发之性，还能滋补黛玉的阴血不足，并有一定的止血作用，实在是一举三得。难怪此法被王太医称作是"假周勃以安刘"（汉高祖时借周勃的力量以安定刘氏天下）的法子，让人拍案叫绝。

其实鳖血柴胡原本就是一种带有地方特色的中药炮制手段。清朝乾隆、嘉庆年间陈修园所著《长沙方歌括》就有"至于柴胡……每用必以鳖血拌蒸（炒），最多不过二钱"的记载。此法大多出现在江苏、浙江、福建一带，贾府位于金陵城中，自然对鳖血柴胡不会陌生。中药里这样借用一种药性使另一种药性发生变化的炮制例子还有很多，如生地的功能为清热凉血，经过酒炙之后可滋阴补血；生首乌解毒通便，经黑豆汁拌蒸成制首乌后，可滋补肝肾、补益精血；天南星经牛胆汁炮制后称胆南星，药性由温燥变为凉润，由治疗燥痰、风痰变为治疗热痰。这些炮制方法千奇万象，但目的无一不是为了根据辨证用药的需要扩大药物的作用范围、增强药物的作用功能，使之在临床应用中发挥更好的疗效。

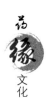

> **小贴士：炮制**
>
> 炮制是药物在应用前或制成各种剂型以前的必要加工过程，包括对原药材进行一般修治整理和部分药材的特殊处理。

二姐误用虎狼药

《红楼梦》第六十九回提到，贾琏的小妾尤二姐怀有身孕，又因受气久郁成病，茶饭不思、四肢懒动、作呕泛酸、日渐消瘦，于是贾琏为她请了一个大夫来诊治。这位大夫不是旁人，正是曾为晴雯治疗感冒却被宝玉赶走的胡君荣。他为尤二姐把完脉后，先说二姐经水不调需要大补，经贾琏提醒二姐已怀有身孕后，又道二姐不是胎气，而是瘀血内结，急需下瘀通经，随之处方一张。哪知尤二姐按方服药不久，便腹痛难忍，竟将一个已成形的男胎打了下来，出血不止而昏死过去。

读者无不为之扼腕叹息，同时也想知道，这位昏招迭出的胡庸医的处方中究竟有些什么药，竟然导致二姐遭此厄运？小说中虽然未提及具体的药物，但是我们从其"急需下瘀通经"之说中便可见端倪，方中无疑是以活血化瘀的中药为主。那么，为什么孕妇不能用这类药物呢？除此之外还有那些中药是孕妇不应使用或要慎用的呢？

妇女怀孕期间对气血的要求格外高，不但要有足够的气血供应自身的需要，而且还要提供气血供养日渐长大的胎儿。因此，孕妇往往处于气血不足的状态，难免会有倦怠乏力、昏昏欲睡等表现。同时，因为孕妇腹中陡增一物，且不断长大，它对相关内脏器官的压迫必定影响到孕妇的气血运行，尤其是在怀孕的前几个月，孕妇会明显感到不适应，出现恶心甚至呕吐泛酸、食欲不振、口味改变、情绪变化等，应该说属于正常现象，一般无需用药。如果这种现象严重并影响到孕妇的正常生活，可以适当考虑用药物调理，比如尤二姐的情况本来"气血生成亏弱"，怀孕以后，又因生气而郁郁不舒，就可以适当用点调畅气血的中药。只是在药物选用上必须充分考虑到孕妇的特殊状况，既要治病又不能损伤母体和胎儿，尤其不能使用活血祛瘀效果很强的药，以免导致堕胎的发生。所以中医上尤其讲究妊娠用药禁忌，古人对此也早有认识，如《女科辑要》里曾经有过精辟的描述："凡大毒、大热及破血开窍、重坠、利水之药，皆为妊娠所忌。"一言以蔽之，就是药性走窜、活泼、峻烈或者副作用大的药物都应该避免给孕妇服用。具体如下：

1. 活血化瘀类药物　如桃仁、红花、三棱、莪术、牛膝、益母草、穿山甲、土鳖虫、地龙等。

2. 行散通行、泻下通便类药物　如枳实、大黄、芒硝、番泻叶、巴豆、大戟等。

3. 毒性药物　如马钱子、斑蝥、蜈蚣、全蝎、乌头等。

4. 温热、辛香类药物　如附子、细辛、吴茱萸、干姜、桂枝、肉桂、麝香、冰片等。

那么，尤二姐的状况该如何用药呢？其实只要应用一些性质平和、调畅气血、和胃安胎的药物即可，如党参、白术、大枣、甘草、紫苏、砂仁、桑寄生、黄芩等。假如考虑到尤二姐平素因地位低下，时常受气的实际情况，可适当加用一些性用平和的疏肝理气药，如香附、玫瑰花等。反观胡庸医，不但诊断错误百出，用药也触犯大忌。虽经贾琏提醒仍一意孤行，竟然使用下瘀通经药，结果导致惨剧的发生，并最终使尤二姐生无可恋，万念俱灰，走上了吞金自缢的不归之路。真是庸医用药，如虎如狼，与杀人无异！

虽说这是小说中的情节，但仍有现实意义——凡为医者，必以德为先，医术为重，选方用药，有效安全，缺一不可。切记！切记！

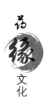

小贴士：安胎中药

固肾安胎药：杜仲、续断、桑寄生、菟丝子等。
止血安胎药：阿胶、艾叶、黄芩、苎麻根等。
理气安胎药：白术、苏梗、砂仁等。

可卿用药重细节

《红楼梦》第十回里，宁国府的媳妇儿秦可卿病重，月经两月多未行，身困乏力、头目眩晕，言语低微。太医张友士为秦氏处方益气养荣补脾和肝汤：

人参二钱	白术二钱，土炒	云苓三钱	熟地四钱
归身二钱，酒洗	白芍二钱，炒	川芎钱半	黄芪三钱
香附米二钱，制	醋柴胡八分	怀山药二钱，炒	真阿胶二钱，蛤粉炒
延胡索钱半，酒炒	炙甘草八分	建莲子七粒，去心	红枣二枚

这是《红楼梦》中唯一一张交代完整的药方。虽然在历代医书中并无该方名，但从方中的组成而言，也并非完全为曹雪芹杜撰，而且可以说本方的用药颇为精妙。

首先，全方具有补益气血、疏肝解郁、健脾养心的作用。此方实际上是在补益气血的八珍汤的基础上加味而成，方中既有补气的四君子汤（人参、白术、茯苓、甘草）加黄芪、山药，又有补血的四物汤（熟地、当归、白芍、川芎）加阿胶，故有补气补血的作用，还用两味典型的疏肝解郁、理气调经的药物香附、柴胡，以及行气活血的延胡索，健脾养心的莲子、大枣，故而取名为益气养荣补脾和肝汤。

我们细细品味《红楼梦》中的涉医片段就会发现，书中反复出现了以八珍汤为底加减化裁的气血双补方剂,如人参养荣丸、天王补心丹、升阳养荣汤、八珍益母丸等。这与《红楼梦》中众人平日生活优越、钩心斗角而情志不调、暗耗心血、脾胃不和、气血不调等因素有关,秦可卿自然也不例外。因此,对方中应用补益气血、健脾养心药物可以理解,问题是为什么要加用香附与柴胡,以及行气活血的延胡索?显然这是与秦可卿的病因有关,如照张太医的话来说,她的病因就是源自"太过聪明"!

秦可卿是宁国府第四代媳妇儿,因出身卑微,难免自卑,故而平素为人格外谨慎小心,思虑细致入微,说话做事都要反复思量,而表面上却八面玲珑、人见人爱,能在人际关系十分复杂的贾府做到游刃有余,就连向来雷厉泼辣的凤姐也独与她交好。殊不知,她的人缘是好了,地位也有了,但却也因此而落下病根。一方面,秦可卿思虑劳神过度,容易损伤心脾,日久自然导致心脾气血两虚而表现出夜间不寐、不思饮食、精神倦怠、四肢酸软;另一方面,为了保持自己好媳妇的体面,她不得不时时刻刻谨小慎微,常常委屈自己,致使情绪无法宣泄,久而久之必然导致肝气不疏而郁滞,气血不调,表现出月经不调、胁下胀疼。因此,在治疗上最为重要的并不是药物,而应该是她本人的情绪调节,即所谓的"心病尚需心药医",可惜可叹的是她无法做到!这也是为什么秦可卿最终还是香消玉殒的主要原因。从药物的选用来讲,曹雪芹笔下的张太医这张方子无疑是正确的,从中也可以反映出中医治病用药因人而异的特点。

其次,该方中处处体现出作者对中药运用的独具匠心,涉及多方面的中药知识:

1. 重视药用部位 同一味药物的不同部位虽然主要功用一致,但侧重点不一样。如当归的主要作用是补血活血,但有归头(归尾)、归身和全当归之分。一般而言,归头(归尾)偏于活血,归身偏于养血,而全当归则作用全面。目前临床上已无如此细分,多以全当归为主。但在此

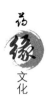

方中特地强调使用归身,原因在于治疗秦可卿的疾病当以养血为主。同样,莲子为养心健脾的良药,但不同的部位,性能、功用不一致:莲子肉性味甘平,长于养心安神、健脾补肾;莲子心则性味苦寒,能清心安神。此方只能使用莲子肉以养心健脾安神,自然不能使用苦寒的莲子心了,用之则雪上加霜。

2. 重视药材炮制　药材的不同炮制方法能影响药物的功效发挥。如阿胶补血之力虽强,却性质黏腻,有碍消化,自然不利于秦可卿的病情,她本身已经脾胃虚弱、食欲不振了,故用蛤粉拌炒以减轻黏腻之性,使之易于吸收。其他如土炒白术和山药能增强健脾益气之力,酒制当归和延胡索增强活血之功,醋制柴胡能引药入肝更缓和药物升散之性,等等,在方中都一一体现。

3. 重视药材产地　相同的药物如有不同的产地,功用差异很大,这就涉及道地药材的问题。中药处方强调的是药材产地的正宗,更何况是贾府中人。方中的云苓就是茯苓,但产于云南的质量最好,故名云苓;全国多地均产山药、莲子,却以古时河南怀庆府的山药,福建建宁县的莲子为好,分别叫怀山药、建莲子;至于阿胶当然以山东平阴县东阿镇所产的真阿胶最正宗了。

虽然小说中这张益气养荣补脾和肝汤最终未能使秦可卿药到病除,但从这样一张独具"红楼"特色的方中,反映出许多中药知识及中医治病用药的环节:治病要遵循中医药的理论,要知常达变,因人而异;用药要重视药物的每一个细节,包括产地、炮制、药用部位,以及相互之间的配伍、用量等。可以这样理解,疾病的治疗用药是科学理论指导下的系统工程,必须环环相扣。

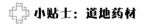 **小贴士：道地药材**

中药材的生产大多具有一定的地域性，且产地与其产量、质量等有密切关系，直接影响疗效。所谓道地药材，又称地道药材，是优质纯真药材的专有名词，是指历史悠久、产地适宜、品种优良、产量宏丰、炮制考究、疗效突出、带有地域特点的药物。

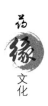

金　庸

化毒为宝用五毒

　　上世纪风靡华人世界的武侠小说以金庸所著为最。究其武侠小说的魅力之源，内容的博大精深首屈一指。众所周知，金庸武侠小说反映了很多中国传统文化的内容，中医药文化是其中很重要的一部分。金庸在一个个引人入胜的故事中融合进传统的中医药知识，并推动情节发展，在以"武侠"为核心的世界中构建起与传统中医药相关却又独立存在、富于文学艺术和医药知识双重色彩的"江湖医学"体系。武侠小说中涉及的中药知识包括名贵药材、药物功效、剂型、相关医家、医学秘籍等。让我们一起走进武侠世界，揭开流传于江湖中的那些中药的神秘面纱。

　　金庸笔下最令人闻风丧胆的恐怕要数来自云南的五毒教了。五毒教是一门江湖武学教派，出现在《碧血剑》《笑傲江湖》等小说中，素以善于使毒用毒而闻名。其"五毒"之名源于五种体内含有毒性成分的动物，即毒蛇、蜈蚣、蝎子、蜘蛛和蟾蜍。

　　其实，中国民间对这"五毒"早有记载，历史上的许多中药文献及现行的药典对"五毒"均有收录，且"五毒"的使用在云南苗疆一带颇为盛行。"五毒"假如利用得好，不但可以避免它们的毒性，反而能作为中药治病救人。

【毒蛇】

一说到蛇，大家本能地想到会夺命的蛇毒。《射雕英雄传》中的"西毒"欧阳锋外号"老毒物"，除了他确实武功高强以外，群雄们更加畏惧的是他所饲养的毒蛇。他能随意驾驭那些毒蛇进攻对手，凡中蛇毒之人必死无疑。在现实生活中，被毒蛇咬伤并中毒死亡的案例比比皆是，致使人们谈蛇色变。然而蛇本身却是不可多得的动物药，可谓一身是宝，蛇肉、蛇皮、蛇胆、蛇毒、蛇蜕、蛇血等，都能入药，且历史悠久。早在两千多年前的《山海经》中，就曾提出过"蛇，服之无心腹之疾"，那时的人们就开始意识到蛇的药用价值。唐代柳宗元在《捕蛇者说》中记载了当时用毒蛇治疗麻风病的社会现实。明代李时珍的《本草纲目》更是集蛇类用药之大成，收载入药的蛇类多达17种。现代的《中药大辞典》中全面记载了包括乌梢蛇、白花蛇、蝮蛇、眼镜蛇、水蛇等不同蛇种的药用价值。

目前，作为药用的蛇主要是白花蛇（又名蕲蛇）与乌梢蛇，一般都以蛇肉入药。对蛇肉的性能、功用认识，古今基本相同，两种蛇的功用也基本一致。因蛇为动物类药，故其药味咸而甘，药性偏温，主归肝经。对其功用认识，古人以"取类比象"法来理解：蛇形细长，古人将它和身体的经脉联系，认为能通络以治疗与经脉相关的疾病；蛇行动敏捷，与中医里"风邪"善行数变的特点相似，故其能祛风以治与"风邪"相关的疾病。由此引出白花蛇与乌梢蛇的主要功用——祛风。因蛇善于走窜，内走脏腑，外达皮肤，透达筋骨经络，所以几乎可以治疗一切"风疾"。

1. 祛风止痒 蛇的祛风止痒作用非常显著，治疗一些瘙痒性皮肤病疗效明显，如急慢性湿疹、玫瑰糠疹、急慢性荨麻疹、麻风病、疥癣等，尤其是对一些顽固性的皮肤瘙痒，其他药物作用不明显时，适当应用白

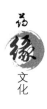

花蛇或乌梢蛇可有疗效。

2. 祛风通络 蛇善于行窜而长于通行经络，对于一些经络不通的病证疗效显著，如顽固性风湿痹痛出现关节畸形、肌肤麻木不仁，中风后遗症出现口眼㖞斜、半身不遂、瘫痪等。

3. 祛风止痉 痉是一种症状，轻则表现为眩晕，重则出现震颤、抽搐甚至跌仆昏厥等，主要与中医所说的"肝风"有关。蛇主归肝经，善于祛风，故有显著的止痉作用。

需要说明的是，白花蛇或乌梢蛇的作用非常显著，一般用量不大。同时因其所治疗的病证多为难治的慢性病，所以许多人也选择用蛇肉泡制成药酒长期服用。

除了蛇肉以外，蛇胆也具有较高的药用价值。在《神雕侠侣》里，身受重伤的杨过被神雕所救，并食以神雕赠送的毒蛇蛇胆，食后精神爽利、力气大增。虽是小说虚构，蛇胆也无补性，但蛇胆的清热解毒、祛风除湿、明目清心的效用却是确切无疑的，杨过用之伤愈力增，也可能与蛇胆的通络、解毒作用有关。单说蛇胆的入药可能大家不熟，但一说到蛇胆川贝枇杷膏就一定不陌生了。常有一些认为自己是热性咳嗽的患者会自行购买该药，并且用之有效，可见蛇胆有较好的清热化痰止咳功用，用于包括感冒、急慢性气管炎、咽炎等导致的咳嗽，但须明确，这种咳嗽必须是热性咳嗽，因蛇胆性味苦寒。蛇胆还可用于治疗一些热毒病证，眼睛疾患等。

除了蛇肉、蛇胆入药以外，蛇的其他部位也有较高的药用价值。蛇蜕（蛇生长过程中退下来的皮膜）具有祛风止痒、解毒杀虫的作用，用于治疗各种顽固性皮肤病，如顽癣、疥疮等；鲜蛇血能补血活血，可以治疗血虚、血瘀病证，尤其是因为血虚血瘀引起的局部关节痹痛等症状；蛇肝有解毒祛风、镇痉止痛的功效，能够治疗风湿瘫痪、四肢麻木、半身不遂等；蛇毒具有强大而持久的止痛效果，用于减轻包括癌痛在内的痛证。

俗话说，一朝被蛇咬，十年怕井绳。人们对于毒蛇的恐惧往往是天生的，哪怕郭靖和黄蓉初遇欧阳克，看到如潮水般涌来的毒蛇，也不由得头皮发麻，心生恐惧，更不要说后来遇到武功登峰造极又心计比蛇还毒的欧阳锋了。但是蛇入药却浑身是宝，我们应取其长而避其毒，化毒蛇为宝药。

【蜈蚣、全蝎】

说到蜈蚣，一种本能的恐惧和厌恶会油然而生。蜈蚣外形丑陋恐怖，躯体修长，内含剧毒，如被其所伤，轻则局部皮肤红肿疼痛，出现红疹，日久溃烂，重则头痛恶心、发热抽搐，甚至昏迷。因其步足既短又多，故又称百足虫、百脚虫，"百足之虫，死而不僵"指的就是蜈蚣。

虽然在日常生活中人们很反感蜈蚣，但在金庸的笔下，蜈蚣却成为丐帮帮主洪七公的美味佳肴。洪七公可以算得上是个真正的美食家，居然知道长于华山之巅的蜈蚣最为肥嫩鲜美，为了一饱口福，千里迢迢从岭南赶到华山捕捉蜈蚣，精心烹调，品尝下酒，直呼美味无比，并以此招待他的忘年交杨过。

其实，蜈蚣有毒不假，金庸说它能入膳也不错，但此处我们想向大家介绍的是，蜈蚣还是一味十分有用的中药。

蜈蚣入药可追溯到《神农本草经》，它的性能、功用与其生长环境、生物特性有关：蜈蚣喜欢在阴暗潮湿的地方生活，常潜伏在砖石缝隙、墙角边成堆的树叶、杂草、腐木等阴暗角落，畏惧阳光，昼伏夜出，钻缝能力极强。故其性味辛温，因辛能行散，温能通行，且它只归肝经，能够通达内外，搜风逐邪，故而有息风止痉、通络止痛的作用。同时，因其身具毒性，能以己之毒克制和攻击周边的其他毒物，所以又能攻毒散结。因此，蜈蚣主要用于以下几方面：

1. 顽固性疼痛　包括关节痛、头痛、三叉神经痛、坐骨神经痛及癌痛等。

2. 中毒较重的病证　如皮肤恶疮，毒蛇咬伤等。

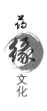

3. 有形包块 　如恶性肿瘤、淋巴结核、结节等。

4. 痉挛抽搐 　各种原因引起的痉挛抽搐，如癫痫、中风、破伤风等。

需要说明的是，蜈蚣治疗上述病证多与另一味具有相同功效的全蝎同用。但无论是蜈蚣还是全蝎，均为毒性较强、价格昂贵的药物，因此必须严格掌握剂量和疗程，用量一般多控制在 3～6 克，不可多用久用。

【蜘蛛】

"五毒"里的第四种剧毒之物是蜘蛛。金庸笔下专门有两处描写了蜘蛛的毒性：《神雕侠侣》中，金轮法王携带三只剧毒无比的彩雪蛛从西域来到中原，这彩雪蛛一遇到血肉之躯，立即扑上咬啮，非吸饱鲜血决不放脱，毒性猛烈无药可治。《倚天屠龙记》里，蛛儿为了练千蛛万毒手，每日都要让两只花蛛咬她的手指吸血为食，她则将花蛛的毒液吸入体内，饱受痛楚，并且容貌大损。可见蜘蛛之毒猛烈无比。

相对于其他四毒，蜘蛛入药比较少见。目前知道，蜘蛛性味苦寒，能祛风消肿、解毒，可用于疔疮、毒虫咬伤等皮肤病，以及中风口斜、惊风等病证的治疗。

【蟾蜍】

最后一种剧毒之物是蟾蜍。有趣的是，尽管蟾蜍模样丑陋，但它远比其他"四毒"更受人们欢迎，我国传统文化也历来认为蟾蜍为仙物。传说嫦娥奔月以后，化身为蟾蜍住在月亮上，被称为"月精"；伏羲与女娲交尾像中，女娲手上所持的月轮中就有蟾蜍。

蟾蜍整体入药很少，多以蟾酥、蟾皮等入药。蟾蜍的耳后腺（眼上角的一对椭圆形凸起）和背部皮肤腺分泌物的白色乳浆加工品名叫蟾酥，属于名贵药材，有开窍醒神、解毒止痛等功效，用于痈疖、疔毒、咽喉肿痛等。驰名中外的"六神丸""麝香保心丸""蟾酥丸"等，蟾酥都是其中的主要成分之一。蟾蜍除去内脏的干燥尸体为蟾皮，常用于小儿疳积、慢性气管炎、咽喉肿痛、痈肿疔毒等，近年来用于治疗多种癌症。

尽管"五毒"在江湖中饱受恶名，让众多英雄避之唯恐不及，然而在现实生活中，它们却有着完全不同的作用，利用得当能够化身治病良药，造福病患。作为有毒中药，五毒有共同的特点：均具毒性，并因此在治疗一些顽固性、难治性皮肤病时，比一般中药多了一层以毒攻毒的作用；走窜之性很强，善治顽固性瘀滞不通病证；不宜多用久用，而且药源比一般中药稀缺，因此价格较为昂贵。

小贴士：六神丸

六神丸是我国应用历史久远的中成药，具有清热解毒、利咽消肿的作用，其主要成分是珍珠粉、雄黄、冰片、麝香、牛黄和蟾酥六味，临床多用于治疗咽喉病，如咽喉肿痛、吞咽不利、骤然失音等。

人形首乌滋补良

《碧血剑》中，"神拳无敌"归辛树夫妇的独子归钟身染重病，四处寻访名医。几位医道高手看了，都说是归夫人怀胎时与人动手伤了胎气，如有大补灵药或可救治，否则至多拖得一年半载，定会枯瘦而死。归辛树夫妇中年得子，对孩子爱逾性命，四处遍托武林同道访药未果。凑巧浙东有人掘到一棵人形首乌，凤阳总督马士英得到消息便差人抢半购地取回，配上黄山深谷千年以上的大茯苓，命高手药师制成了80颗茯苓首乌丸，马士英自己留了40颗，余下40颗进贡朝廷，盼崇祯再做40年皇帝，年年升自己的官位。据小说中所言，古方曾提到此药丸有神效，体质虚弱者一服便立刻见功。归辛树夫妇得此消息，尾随进贡部队，与袁承志合谋获得此宝丸给孩子服用，果然归钟原本羸弱不堪的身子一日好于一日。

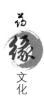

那么,这个"人形首乌"究竟是一味怎样的中药呢?它的功效真的如书中描写的这般神奇?

关于首乌的来历,始见于唐代李翱所著的《何首乌录》。相传唐代南河(今河北邢台一带)一处有位何姓人士,自小体弱多病,58岁尚未娶妻生子。有一晚他醉卧山野,忽见两棵野藤互相交合,甚觉奇怪。于是他把这种藤连根挖起带回去,晒干后杵成粉末,空腹时用酒送服,居然身体也渐渐强壮起来。他后结婚生子,儿子也用同样的方法服用,父子二人均活到160多岁。他的孙子最神奇,活到130多岁时居然依旧须发乌黑,便称自己为"何首乌"。后其乡里窃得此法,其寿亦长,此事远近相传之后,人们就把这种藤的根茎做成的药命名为何首乌。

根据传说,首乌最先被人们所熟知的功效就是延年益寿、乌须黑发。据宋代《开宝本草》记载,首乌能够"益血气,黑髭鬓,悦颜色,久服长筋骨,益精髓,延年不老"。首乌性味甘、涩、微温,归肝、肾经,能够补肝肾、益精血,那么它能"乌须黑发"就并不奇怪了。李时珍更誉之为"滋补良药,不寒不燥,功在地黄、天门冬诸药之上",给予首乌极高的评价。

首乌在其他方面的运用也很广泛,它性质平和,既可入药,又可入膳,适宜长期服用。《本草纲目》中记载过一张古方,名曰"七宝美髯丹",最初没什么名气,直到明代嘉靖年间,明世宗一直生不出皇子,道士邵元节向世宗进献了七宝美髯丹这张方子,世宗服用后效果立竿见影,居然连生了六个儿子,从此七宝美髯丹便名震天下。明世宗继位多年不育,实为纵欲过度而致肝肾亏虚所致。只有节欲,并应用补益肝肾精血的药物才有可能治疗。七宝美髯丹重用首乌补肝肾、益精血,辅以茯苓、牛膝、当归、枸杞、补骨脂、菟丝子,肝肾同补,温而不燥,补中有泻,流通气血,服用以后自然有效。明史记载,明世宗活了60岁,共生八位皇子、五位皇女,其中部分功劳不能不归于首乌。

再回归到归辛树夫妇给儿子服用的茯苓首乌丸,茯苓为甘补淡渗之品，与首乌配伍确实具有补益气血、固本培元、扶正祛邪的作用，加上小说中将药材予以神化，赋以知天回命的神奇功效，想来金庸也是深谙用药之道的。

此外，关于"人形首乌"，却有另一番故事。尽管首乌滋补功效卓著，但它其实并非如人参、灵芝、雪莲那般"一药难求"。它在全国大部分地区均有分布，主要产于河南、湖北、江苏等地区，不难获得。小说中归辛树夫妇却对一味用"人形首乌"制成的茯苓首乌丸孜孜以求，主要是信了有关"人形首乌"的以讹传讹。

古代民间早有关于"人形首乌"的传言，传说八仙之一的张果老就是因误食人形首乌，反而将错就错羽化登仙飞上天庭。鲁迅先生在《从百草园到三味书屋》一文中也提到过首乌："有人说，何首乌根是有像人形的，吃了便可以成仙。"其实，历代本草及当今资料均无关于"人形首乌"的记载。李时珍在《本草纲目》中写道："其根形大如拳连珠，其有形如鸟兽山岳之状者。"既然形状各异，那么偶有略似人形之首乌也就不足为奇了。而金庸小说同样为了艺术创作需要，利用了"人形首乌"食之成仙的传说，赋予其浓重夸张的艺术想象，这才引出归辛树夫妇和袁承志冰释前嫌，并强强联手，智夺灵药的精彩好戏。

需要说明的是，首乌入药现有两种：生首乌与制首乌。只有制首乌才有补益肝肾精血的作用，而生首乌的作用主要是解毒通便与治疗疟疾。

小贴士：七宝美髯丹

七宝美髯丹由首乌、茯苓、赤苓、牛膝、当归、枸杞、菟丝子、补骨脂等药组成，主要作用是补益肝肾、乌发壮骨，治疗肝肾不足所引起的须发早白、脱发、齿牙松动、腰膝酸软、梦遗滑精、肾虚不育等证。

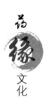

黑玉断续说续断

看过金庸《倚天屠龙记》的人一定记得书中的武当三侠俞岱岩与六侠殷梨亭在二十年内先后被西域金刚门所伤，四肢被人用大力金刚指尽数折断而致残。主人公张无忌历尽千辛万苦，终于从赵敏郡主那里获得能续筋接骨的"黑玉断续膏"，并使两位大侠的伤势渐渐恢复，还因此与赵敏结成一段良缘。读者虽知这是小说的情节需要，却也对黑玉断续膏十分好奇，不禁要问，世间果真有这种神药吗？其主要成分又是什么？

我们不知道金庸先生的这张"黑玉断续膏"从何而来，更不清楚里面的主要成分是什么。但在众多的中药当中确实有一味与"黑玉断续膏"功效十分相近的药物——续断。

续断，又称断续，顾名思义就是续接折断之筋骨，从中也可见该药的主要功用——续筋接骨，可用于筋伤骨折。说起这个功效，民间还有一个流传已久的故事。相传古时候有个江湖郎中医术特别高明，有一天路过一个山村，碰巧遇到一个濒临死亡的病人，便用自己所制的还魂丹将病人救活。当时村里有个山霸王眼红他的还魂丹，硬要抢夺，郎中自然不肯，他就叫人把郎中打得筋骨俱断、浑身是血，并扔进山沟。恰好一个砍柴的小伙儿路过遇见，背着郎中回家。路上，郎中让小伙儿挖来一种叶子像羽毛、开着紫花的野草，回家把野草煎了吃。两个月过去，郎中的伤便好了，行走自如。为了不连累小伙儿，郎中决定离开，走之前把这接骨的药草传给小伙儿，嘱托他传给有需要的乡亲们。小伙儿给这味药取了个名字，叫做"续断"，就是骨头断了能再续接上的意思，从此以后续断的大名便代代流传下来。那么，这种野草为什么能"接续断骨"治疗筋伤骨折呢？

中医认为，人体的筋骨主要与肝肾的关系最为密切，素有"肝主筋""肾主骨"之说。因为骨质是否坚固，主要取决于是否有足够的营养物质——精。骨的物质基础是骨髓，而骨髓来源于肾中所藏的肾精。肾精充足，能够保证骨髓的来源，自然就能滋养于骨而使骨质坚硬。而筋是否柔和，也取决于是否有足够的营养物质——血。因肝具有藏血的功能，能够调节血流量的分配和血液运行，滋养于筋。因此，如肝肾不足，精血亏虚，使筋骨得不到足够的营养物质，就非常容易发生筋骨损伤甚至筋伤骨折的现象。如老年性骨质疏松就是因为老年人肝肾不足、精血亏虚所致。由此，可以引申出筋伤骨折的一大治疗原则——补肝肾、益精血。但同时不能不考虑到筋伤骨折的症状——疼痛，尤其是在初中期，患者的局部疼痛是核心症状，并因疼痛而妨碍行动，而这类病人疼痛发生的主要机制就是局部的瘀血阻滞，即所谓的"不通则痛"，因此止痛是当务之急，应活血化瘀以止痛。到了中后期，因患者长期缺少运动，以及局部的气血不畅，必然使患处缺少起码的营养而现肌肉萎缩、行动不便，此时的治疗除了继续活血化瘀以外，应当结合补益气血、补益精血。在后期自然是以促使骨质愈合、恢复功能为主了，其治疗思路当然是补肝肾、益精血，并结合活血。因此，筋伤骨折的整个治疗过程可以概括为祛瘀止痛、补血（益精）生新、补肾健骨。换言之，活血化瘀、补益肝肾、续筋接骨是治疗筋伤骨折的必由之路。续断将这几方面的功用集于一身而成为治疗筋伤骨折的专用药、特效药，由此也不难理解为什么取名"续断"了。

　　续断又名川断、山萝卜，主要产于四川、云南、贵州一带，其对筋伤骨折的治疗可以概括为标本兼治、贯穿全程。从性能上看，续断主归肝、肾经，气味微香而味辛能行散气血，味苦能泻以祛瘀活血，味甘能补以益肝肾精血，性温能通行止痛。所以，从续断的性能中可以看出续断的主要功用，即补益肝肾、强筋健骨、疗伤续折、活血止痛。对筋伤骨折的治疗既活血止痛以治标，又补益肝肾、强筋健骨以治本，并能止痛止血、续筋接骨以对症，对骨折的初、中、后期都能发挥治疗作用，

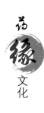

是历代骨伤科的必备中药之一。

目前对续断的应用除了治疗筋伤骨折以外，还常用于延缓衰老，防治老年性骨质疏松症、腰腿痛、发育不良及其他一些肾亏病证。此外，续断还可安胎止血而用于先兆流产和预防习惯性流产、产后崩漏。

武侠小说描写的都是武林英雄行走江湖，行侠仗义之事，难免拳脚相加、刀剑相拼，筋伤骨折乃是家常便饭。因此，如何治疗筋伤骨折也可以说是武侠小说中的一道风景线，虽说都为虚构，却也从中折射出许多中药元素，而续断必然是常用的疗伤药之一。

白云熊胆决死生

《笑傲江湖》中，令狐冲多次身受重伤，先是因保管《笑傲江湖》曲谱而被嵩山派掌门人左冷禅派出的手下追杀，后又在推选五岳剑派掌门的比武大会上与昔日恋人岳灵珊小师妹比武，心神摇曳之时不慎被长剑穿入肩胛，自背直透至前胸，受伤极重。幸亏几次性命堪忧之时都有恒山派的治伤神药"白云熊胆丸"疗伤护命，不然可能早就一命呜呼了！这恒山派的疗伤法宝"白云熊胆丸"毕竟是小说虚构的，究竟是否有此神药，具体组成是什么我们无从知晓。但顾名思义，其主要成分无疑就是中药里历史悠久的动物药——熊胆。

熊胆作为中国四大名贵珍稀动物药材（熊胆、麝香、虎骨、牛黄）之首，素有"药中黄金"之美誉。最早在南朝医家陶弘景所著的《名医别录》里即有关于熊胆的记载。关于熊胆的特性，明代缪希雍言简意赅："凡胆皆极苦寒，而能走肝、胆二经，泻有余之热，盖以类相从也。"熊胆的性味无疑是苦寒，归肝、胆、心、胃经，其主要的功用都围绕着苦寒，能清热解毒、清肝明目、息风止痉、杀虫止血等。熊胆主要用于以下几个方面：

1. 热毒病证　这是熊胆十分重要的适应证。熊胆具有显著的清热解毒功效，可以广泛用于治疗各种热毒病证，包括皮肤疮痈、咽喉肿痛、肺热咳喘、口舌生疮、大肠热毒之泻痢、痔疮，以及一些温热病，等等。无论内服、外用都非常有效。

2. 肝胆实热　肝胆实热在中医中涉及许多病证，包括高热、眩晕、黄疸、惊风、抽搐、癫痫、胁痛、口苦等。熊胆能够清利肝胆、泻火解毒，对这些病证都有非常显著的治疗作用。目前在临床上，熊胆或含有熊胆的中成药常用于治疗一些肝胆疾患，如肝炎、脂肪肝、胆囊炎、胆结石、肝硬化乃至肝癌等，也常用于治疗肝火上炎、肝阳上亢型的高血压等。

3. 眼疾　熊胆在眼疾的治疗当中可谓是有奇效。熊胆能泻火解毒、清肝明目，治疗肝火亢盛的眼疾非常有效，内服多入丸散剂，外用滴眼。

此外，熊胆还常用于治疗一些心脑血管疾病（如心绞痛）、肿瘤、手足口病、口腔溃疡等。

应当说明的是，熊胆虽然疗效卓著，但并非人人可用。《笑傲江湖》中提到，服用"白云熊胆丸"以后往往要昏晕半日，因此仪琳给令狐冲服用之后，令狐冲昏睡过去久久不醒，仪琳吓得花容失色。尽管武侠小说中不免夸大，却也说明熊胆确实药性霸道，苦寒之性极重。因此在使用时应注意以下几点：①用量宜小；②不入汤剂，入丸散剂或胶囊；③脾胃虚寒、非热证者忌服。

鉴于围绕着熊胆的应用之争，有必要简单介绍一下熊胆的采集加工演变过程。

熊胆的采集最早采用杀熊取胆的方法，即将熊杀死取出熊胆，于通风处阴干或置于石灰缸中干燥。这种方法的问题在于违反了野生动物保护条例，只有一熊一胆，来源稀少，售价昂贵，不能满足临床医疗需要。1985年从朝鲜引进了利用外科手术安装瘘管引流熊胆汁的实验方法，采用有管取胆汁，取出的胆汁干燥后成熊胆粉。该方法的优点在于不用杀

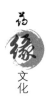

死熊,可以定期获取熊胆汁;缺点在于限制了熊的活动,造成部分熊腹腔感染,给熊带来了痛苦。上世纪90年代中期,开始应用活体无管引流熊胆汁技术获取熊胆汁,再经过滤、干燥等步骤,即可制得熊胆粉。无管引流技术克服了有管引流的弊端,可以定期得到较多的熊胆汁,且对熊的正常生长发育无影响,痛苦也不大。目前所采用的就是这种技术。

虽然有学者提出用功效相近的中药或人工合成的熊胆成分来替代熊胆汁的应用,但至少在相当长的时期内,无论是中药还是人工合成品都无法替代熊胆的功用。

"白云熊胆丸"仅仅是文学家笔下的一个虚构药物品种,但从中却也折射出诸如熊胆、牛黄、犀角、麝香、羚羊角、虎骨、鹿茸、穿山甲等动物药的卓越疗效。文学家笔下的这些药物往往是起死回生的神丹妙药,在现实当中这些药物同样是医生手中治疗疑难杂症的王牌。但鉴于货源稀少、价格昂贵,且涉及动物保护问题,如何合理开发、应用这类动物药,值得我们共同深思。

篇 后 记

　　虽然短短的篇幅不足以呈现药缘文学的全貌，但从中不难看出，文学与中药一直都是互根互用、难分彼此的。那些在文学史上名垂青史的大家们，尽管彼此间有着时间和空间的阻隔，却对中药有着同样的依赖。从黄精到车前，他们的生活里处处需要中药——采药、种药、吃药；从丁香到薏苡，他们的作品里处处体现中药的影子——借药抒情、借药明志、借药喻理；从薤白到地黄，中药甚至成了他们社交生活的重要媒介，是知己好友间深情厚谊的见证。

　　中药与文学的交融，从来不拘泥于形式。先秦诗歌深情款款地吟诵着《蒹葭》缅怀着爱情，唐人杜甫用丁香和栀子控诉着时弊，那些悠远而绵长的平仄音符千年来从未被人遗忘。北宋的东坡将医药视为自己的第二事业，把中药的魅力写进了《苏沈良方》，使之流传至今，成为文学与医药的双绝之作，可歌可叹。后世亦有曹翁所著长篇大作，中药在那座红楼里扮演着举足轻重的角色。武侠大师金庸更把中药带进刀光剑影的江湖世界，成就了一个个英雄的不死神话，成就了一段段江湖儿女的美满佳缘……

　　那些美丽的诗篇和故事，无一不体现着中药与文学的深度交融。中药渗入到人们的生活当中，在一部部来源于生活却又高于生活的文学作品中，伴随着时间的流逝和岁月的更迭，见证了药与文相伴而行所焕发出的青春活力和迷人魅力，这难道不是在告诉我们，它的存在，是古人，是智者，是历史留给我们的馈赠吗？

缘 篇

中药与哲学的交融

哲学，这一名词似乎让很多人望而生畏，或者会问一句："这与我何干？"其实不然，正如老子所言，哲学乃"百姓日用而不知"。中国哲学思想在一定程度上是一门充满生命力，非常质朴而讲求实用价值的学问。作为中国哲学的核心，"道"既指天道，又指人道，既与自然、宇宙相联系，又指导者人们的生活。在《庄子·外篇·知北游》中有这样一段对话，东郭子请教庄子说："你所谓的道，在哪里呢？"庄子说："无所不在。"而东郭子一定要庄子说出一个具体的地方，最后庄子说："在屎尿中。"可见，"道"并不是"可望不可即"，相反，它存在于我们生活的方方面面。

在这样的文化大背景下所诞生的中药学自然也与"道"有着密不可分的关系。不同于西医对药理成分的认识，我们的先人对于中药的理解更偏向于一种形而上的思考。那究竟是一种什么样的认知呢？哲学涵盖的面太广，非寥寥数千字所能及。本章主要以中国哲学中的"道"为切入点，尝试从阴阳平衡的角度来对此做一阐述。

"一阴一阳之谓道"，我们可以知道"道"这一哲学概念是两个对立面的高度统一，高度均衡。《黄帝内经》中有一段话："阴平阳秘，精神乃治。"就是说当人的阴阳

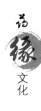

达到一种协调时,人的身心才能处于一个好的状态。这也提示我们,任何事物只有达到一种平衡的状态,才能长长久久,譬如日月,没身不殆。

在中药的世界中,虽说"道隐无名",可每味中药都在用自己独特的生长方式和性味回应着自然。在此,我们不妨重温一下《晏子春秋》中"南橘北枳"的故事。

晏子出使楚国,楚王想借机羞辱他一番,故意捉了一个在楚国犯案的齐国人而揶揄晏子,挤兑齐人爱偷盗。晏子避席对曰:"婴闻之,橘生淮南则为橘,生于淮北则为枳,叶徒相似,其实味不同。所以然者何?水土异也。今民生长于齐不盗,入楚则盗,得无楚之水土使民善盗耶?"晏子借"南橘北枳"的比喻告诉楚王,由于水土差异,同一种植物在淮南和淮北可长出不一样的果物,所以在齐国不偷盗的人跑到楚国反而犯案,难道不是楚国水土造成的吗?楚王听罢只能无奈地说:"圣人是不能与他开玩笑的,我反而自取其辱了。"可见自然环境对植物生长环境的影响。而在自然环境中生长的中药,也被深深地刻上了自然的烙印。

所谓"一花一世界,一叶一如来"。在自然环境的造就下,自然与药物之间会形成一种阴阳平衡的状态,自然环境的不同造成了药性的偏差。其实,每一味药物倘若细究下来,都是一个宇宙阴阳平衡的缩影。在自然看似无序的安排下,背后实有一个大道的规律在主宰着。

本篇我们就将从地理和气候的时空环境来解读大自然是如何造就一味味不同性味的草药;从草药本身的生长形态和结构特点来感受一味味草药是如何来回应自然的呼声;最后从几张经典的方剂中再次来体会这种追寻平衡的哲学观是如何在我们的草药世界中应用的。让我们一起解读一下"道"的踪迹是如何体现在草药上,以及在草药的世界中又是如何来体现这"一阴一阳"的平衡观吧!

生 长 环 境

至阴之地生附子

在中医历史上，出了不少善用附子的医家。附子为何能够如此受到历代医家的青睐呢？让我们一起来了解一下这味草药吧。

关于"附子"名字的由来，有这样一个传说：相传很久以前，附子是山中的一种野生植物，没有人了解它的价值。那时候四川乾元山（位于今四川江油）一带的人体质较差，生病者众多，冬天又特别寒冷，不少人到了冬天都被冻死。在金光洞修炼的太乙真人很同情民间的疾苦，就提炼丹药为穷人治病。可是由于生病的人很多，炼的丹药往往不够用。太乙真人发现山里长了一种野苗苗，根底长了一个圆果子，可以加工成一种乌黑发亮的片子，于是就把这种药片叫做乌药。人吃了这种药后能增强体力，冬天吃了又能防寒。太乙真人就把这种药的加工方法教给了乾元山一带的人。后来他收了哪吒做徒弟，师徒俩又在原来加工乌药的基础上研究新方法，加工出一种药效比乌药更好的新药来。人们误以为太乙真人和哪吒是两父子，便把这种新药称为"父子药"。后来才知道他们是师徒关系，于是就把"父"字改为"附"字，称这种药为"附子"。

现在我们知道，附子为毛茛科多年生草本植物乌头块根上所附生的

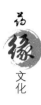

子根的加工品。因其附着乌头而生,状如子附母,故名附子。

上面的这个小故事也向我们透露出附子这味药的功效之一,补火助阳,意即附子能够增强机体的抗寒能力,使人在寒凉的季节和地区不怕冷,一些因阳气不足而怕冷的人用了附子以后可以抵御寒气、减轻怕冷的程度。人是否怕冷取决于两个条件,气候环境与机体的抗寒能力,其中机体的抗寒能力是决定因素,而决定机体抗寒能力的是阳气是否充足旺盛及机体能否根据气候环境的变化调节阳气。机体阳气不足的人,其抗寒能力较差,平时就比正常人怕冷,一遇到气候环境寒冷,就无法适应寒冷之气,无法充分调动机体的阳气去抵御寒冷,由此而缺少活力,厚厚的衣被仍难解其冷,甚至会因受寒而患病。此时除了增加衣被、加温取暖以外,更为重要的就是要增加和激发机体的阳气,而附子就具有这样功效。这就好比一樽鼎,鼎中有各种可以发挥不同功用的食物,但需要一定的火在鼎下烧,鼎中的食物才能煮熟,才能发挥作用,附子就好比添火的原材料。

那么附子怎么会具有这种功用的呢?这显然与附子本身所具有的性能特点有关:辛、甘、大热。药性温热可以祛寒,且药性越热,祛寒的力量就越强;味辛能发散,发散寒气、寒邪;味甘能补,能温补阳气。附子上归于心经而温补心阳,中归于脾经而温运脾阳,下归于肾经而温肾助阳,故其能温补一身之阳。正因为如此,附子的温阳散寒力量强大而可用于阳虚重症。由此就不难理解附子为什么能补火助阳、抗御寒气了,从中也可以引出附子的主要功用:回阳救逆,补火助阳,散寒止痛。附子的这种特性和功用与它的生长环境密切相关。

附子的生长环境十分独特,喜好在天寒地冻的阴寒之地生长。即使有些地方积雪地冻,其他所有的生物都不能生存,而附子也竟然还翠绿挺拔!由此不难想象,自身必须有足够的温热之性,才能傲雪挺立。行家都知道,四川江油的附子是非常有名的,而作为四川出产的道地药材,附子通常分布在海拔830~2150米的草坡、灌木丛中。正是因为这种较为严寒的生长环境,才赋予了附子的大热之性;也正是因为附子的大热之性,才有了补火助阳散寒之能。真可谓是"至阴之地生至阳之物"!

附子的温热之性造就了附子的温阳散寒之能,也决定了附子的应用方向与范围——一切与阳虚有关的病证。择其要点简述如下:

1. 亡阳证 顾名思义,亡意即消亡,亡阳即阳气即将消亡。显然,亡阳证是危急重症,全身的气即将散去,生命也将随之终结,表现出四肢冰冷、蜷卧欲寐、汗出如珠、脉微欲绝等。在此紧急之时,唯有用起效迅速,作用强大全面的药物才有可能挽救衰微的阳气进而抢救生命。附子大辛大热,上通心阳,中建脾阳,下补肾阳,作用全面而强大,故称其具有"回阳救逆"之功,古人喻其为"回阳救逆第一品药"。以它为主,配伍干姜、甘草而组成的"四逆汤"为千古名方。

2. 肾阳虚 肾阳被称之为"真阳""元阳"。因此,肾阳不足对人体的影响往往是全身性的,出现体质虚弱、性功能下降甚至阳痿、多尿遗尿、遗精滑精、腰膝酸软等。附子归于肾经,既温补肾阳,同时又能激发出肾中的阳气,此即所谓的"补火助阳",是治疗肾阳虚证的不二之选,治疗肾阳虚的名方"肾气丸"中就有附子。

3. 脾阳虚 脾阳不足、脾胃虚寒势必影响人体的生命活动和生活质量,常表现出食欲不振、脘腹隐痛、形体消瘦、大便稀溏、四肢倦怠等。此时,只有温补脾阳,温中散寒才有可能恢复脾胃的功能,好比要温化鼎中的食物,最好的办法除了往鼎中加热水外,在鼎下生火更是事半功倍!附子就具此能,应用时多配伍人参、干姜等,著名的附子理中丸就是为此而设。

此外,附子的温阳散寒之功还常用于心阳不足和多种寒性痛证,如头痛、胸痛、腹痛、关节痛等。

毫无疑问,附子是一味十分重要而有特色的药物,备受历代医家重视。用之得当,则起效迅速,甚至能挽救生命于顷刻之间,是中医史上火神派的代表性药物之一。但所谓"成也萧何,败也萧何",附子切不可

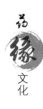

随意使用,其适应证、用量用法、配伍等都有严格的禁忌,违背这些禁忌,用之不当,则副作用立显,更何况附子本身就是一味有一定毒性的药物!因此,附子被称为中药中的"虎狼之品",有"最有用最难用"的称号。这一切全因为附子的温热性能。

天之大寒造就了附子的大辛大热,这是中药对自然环境的适应,是一种平衡的体现。对于人而言,当体内出现"寒象"时,药物的偏性就可以发挥作用了,所谓以药物之偏来调节人体的阴阳之偏,这何尝不也是一种平衡?

小贴士:附子的煎法

为了降低附子的毒性,并促使有效成分析出,附子入汤剂煎煮应先煎,根据使用的剂量通常先煎1至4个小时不等。

向阳而生的黄芩

说到"双黄连口服液"大家可能都不陌生,但说到其成分,也许有人会说是黄连,而事实并非如此,双黄连中的"黄",却是另一味中药——黄芩。

据《本草纲目》记载,在明朝嘉靖年间,李时珍大约二十岁时得了咳嗽,一直没有治好。到了夏天,病情进一步发展,咳嗽吐痰,发热不退,皮肤好像火燎一样,口渴不已。他先后吃过具有解表润肺、清热化痰等功效的中药,不仅没有效果,反而使病情越来越重。李时珍的父亲李月池也是一位医生,情急之下突然想起金元名医李东垣的治病经验:治疗咳嗽身如火燎,烦渴多饮,白天病重的肺热病人,单用一味黄芩煎服有效。于是赶忙取来一两黄芩煎汤,让李时珍一次喝下。第二天,李时珍果然热退，咳嗽痰多等症状也明显减轻。经过一段时间的调养，便康复如常。

这里大家可能会产生这样的疑惑：李时珍得的到底是什么病？为什么其他药都没有效，而小小的一味黄芩却有如此之功？

先来看李时珍的病。从其所记载的症状来看，当为热毒壅肺，与目前西医的肺部感染十分类似，治疗上自然要以清泻肺热、清热解毒为主，黄芩正有此显著的功用而能一举奏效。

那么黄芩的清热作用为什么对李时珍的肺热如此有效呢？显然这也与黄芩的性能特点有关。黄芩为性味苦寒的代表药物之一。一般而言，苦味具有"泻"的特性，能清除对机体有害的病邪，此处即是指李时珍肺部的热邪、热毒。因为黄芩的药性属寒且寒性较重，自然具有清热的作用。因此，黄芩能够清泻火热、清热解毒。除此之外，因黄芩归于肺经，对肺系热性病证具有特别的疗效。李时珍高热不退，肌肤如灼，口干不已，咳嗽咯痰，一派热毒壅肺的表现，如单用解表润肺、清热化痰的药物治疗，虽然大方向并不错，但没有切中要害，清热的力量不够、没有清热解毒作用。而黄芩苦寒之性较重，有显著的清热作用，并能清解肺系热毒，故而一味黄芩便医治好了重病的李时珍，这是多么神奇！

那么，我们的古人是如何发现黄芩这一功能的？其实这也来源于古人对大自然环境的认识，以及对黄芩生长环境的了解。

经常采药的人一定有这样的体验：野生黄芩多见于干旱的向阳山坡、林缘和稀疏的草丛中。可以想象，向阳山坡在太阳的照射下，连山坡上的石头都会烫手，植物怎么可能生长？能在这种环境下生长的植物必然具有抗热、清热的特性，而具这种特性的药物性味往往是苦寒的。黄芩具有喜热、耐旱、忌积水的特点，故而善于清热。可见，药物的性能、功用与环境的关系是多么的密切。

其实，黄芩的苦寒之性除了清泻肺热、清热解毒外，还有其他功用。苦味除了泻以外，还有一个重要的特性，那就是"燥"。燥与湿相对，味

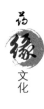

苦能燥湿，且苦味越重，燥湿的力量就越大。故而，黄芩具有清热燥湿的作用而用于湿热病证。黄芩的清热燥湿作用有一显著的特点，那就是应用广泛，因其能作用于肺、脾胃、肝胆及大肠经，故在临床上随不同的药物配伍可以用于以下病证：

1. 肺卫湿热 本证多发生在春夏季节，表现为发热、头痛身重、咽痛咳嗽等，类似于流感。春夏之际，天气开始转热，炎热的气候熏蒸着大地，使得天地之间形成一派湿热的环境。此时湿热之邪也容易伤及人体，从而出现类似流感的症状。而黄芩正好可以清热燥湿，切中病机，这也就是为什么双黄连口服液中用黄芩的原因。

2. 脾胃湿热 本证常表现出口黏口苦、食欲不振、脘腹痞满、恶心呕吐等，黄芩常与半夏、黄连、干姜等配伍，如半夏泻心汤。

3. 肝胆湿热 本证表现为黄疸、胁痛等，常用黄芩配伍茵陈、滑石等，如甘露消毒丹。

4. 大肠湿热 表现为发热腹痛、泄泻痢疾等，多与葛根、黄连等配伍，如葛根芩连汤。

此外，黄芩的清热作用还常用于妊娠时胎动不安，甚至胎漏下血（所谓的见红），具安胎之效，目前多用于治疗习惯性流产、先兆流产等。

总之，黄芩虽然应用广泛，但始终离不开其苦寒清热的特性。向阳炎热之地造就了黄芩的清热之性，这难道不是大自然向世人展现的"阴阳"之间的一种平衡吗？

小贴士：双黄连口服液

在不少家庭中，双黄连口服液都是常备药物之一。双黄连口服液是金银花、连翘配伍黄芩而成。"双黄连"中的"双"指的是双花，也就是金银花，而"黄连"并非是一味黄连，而是指黄芩和连翘。

寄生松树的茯苓

凡是去北京游玩的人，应该都品尝过北京的特产茯苓饼。这种从宫廷流传出来并风靡京城的小吃，据传是当年慈禧太后为了养生延年，采纳了太医的进言，命御膳房特制而成的，且备受太后青睐，还常常赏赐给大臣们。那么茯苓饼为何如此受重视呢？让我们来了解一下茯苓饼的原材料——茯苓。

先说一个关于茯苓的小故事。传说古时有个员外，家里仅有一个女儿，名叫小玲。员外雇了一个名叫小伏的壮实男子料理家务。不久，两人相爱了，员外得知后硬是要拆散这对鸳鸯，两人无奈之下只能私奔。后来小玲得了风湿病，小伏常为她进山采药。一次偶然的机会，小伏发现在一棵被砍伐的松树旁有一种球形的东西，在其棕黑色球体的表皮下，是白似番薯的囊。于是他把这种东西挖回家，煮熟给小玲吃。服用后的第二天，小玲就觉得身体舒服了很多。于是小伏就一直挖这种东西给小玲吃，渐渐小玲的风湿病竟痊愈了。由于这种药是小玲和小伏第一次发现的，人们就把它称为"茯苓"。

读了上面的小故事，或许有读者会眼前一亮：茯苓是不是迁延难治的风湿病的克星呢？

其实茯苓几乎没有祛风湿作用，但茯苓确有很好的祛除水湿的功效，是一味十分常用的中药。其功用特点可以概括为：性质平和、补泻同体、上下同治。茯苓味甘而淡，甘具补性，淡能通利；药性平和，无明显的寒热偏性；上归心经、中归脾经、下归肾经。从功能而言，茯苓既能利水渗湿以治水肿等水湿病证，又能补脾和中以治脾气不足，并能养心安神以治心神不宁。其特点在于补虚不滋腻，祛邪不伤正。正是因为茯苓具有这种特性，故在临床上十分常用，而且不仅作为药用也可作为食用，

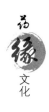

是药食两用品之一。在中药中，具有茯苓这样特性的药物并不多，而这种特性也是由茯苓的生长环境所决定的。

上面的小故事中，小伏是在一棵被砍伐的松树旁找到茯苓的。茯苓属木腐真菌，其菌丝体在适宜的条件下寄生于已被砍伐的松木根上，后逐渐长成我们今日药用的茯苓。为什么一定是被砍伐后的松木呢？这里有必要先了解一下松树的生态特点。

松树四季常青，即便是在严寒的冬季也不凋零，表明其有着充足的阳气，足以抵御寒冬。一般而言，植物的阳气多由根部向上升发，但被砍伐后的松树，其阳气的上行之路被隔断而只能留在根部，本应升发的阳气汇聚在根部而导致根部的阳气过盛，成为一股不稳定的能量。为了维持其自身的平衡，自然要从其根部周围的外界吸取阴份。雨后有茯苓的树桩周围干燥得比较快，可以想象为茯苓寄生的松树根在大量吸收周围的阴份。阴阳相合而生万物，茯苓就是在这样的环境下生长的，因此可以推测出茯苓当是一种集阴阳能量于一身的复合体，也就具备了阴阳两重性。

茯苓作为药用进入体内之后，体现出其阴阳两重性的特点：具有轻扬之性的阳上行入心脾以健脾养心，具有重浊之性的阴下降入肾以渗利水湿、补泻同体、上下同治。目前认为，茯苓性味甘淡，归于心、脾、肾经，具有利水消肿、健脾养心的作用，主要用于以下三个方面：

1. 水肿、小便不利 由于茯苓味淡性平，具有良好的利水消肿作用，可用于一切类型的水肿，这与其阴阳同体有关。常与桂枝、泽泻、猪苓等配伍，如五苓散。

2. 痰饮 无论是痰还是饮，原因都在于脾虚与水湿。因此，要治疗痰饮病证，既要健脾又要祛除水湿。茯苓一药而两种功能兼有，是治疗痰饮病证的要药。如治疗痰证的基本方二陈汤和治疗饮证的基本方苓桂术甘汤中都有茯苓。

3. 脾气虚 有的书认为茯苓可以用于一切脾虚病证，但相对而言，茯苓最为适合的还是"脾气不足"之证。脾气不足必然会导致气血不足、水湿停留等病证的产生，尤其容易出现脾虚有湿的病证。茯苓阴阳同性、补泻同体，既能健脾又能除湿，非常适合于脾虚病证的治疗，可谓是标本兼治。因此，一些与补脾有关的方剂中常常用到茯苓，如四君子汤、参苓白术散等。

4. 心悸、失眠 心为火脏，是五脏中阳气最足的。心主神志，与人的精神意识、思维活动关系密切。因此，心阳不足，并伴有心气涣散时，往往会出现心神不宁、心神不安的症状，表现出心悸、失眠等。茯苓以其阴阳复合之性，上升入心而帮助心脏将涣散的能量吸附回来，从而发挥"和合阴阳"以收摄心神，养心安神的作用。在治疗心神不宁的名方天王补心丹中就有茯苓。

从清宫已公开的慈禧太后的补益方来看，茯苓在药膳中的使用率是非常高的，可见茯苓是多么受到慈禧的青睐和恩宠。究其原因恐怕还是在于茯苓具有性用平和、阴阳复合、补泻同体、上下同治的特性，而这种特性正源自于大自然为茯苓提供的生长环境。

霸气十足的桂枝

古人言"木遇桂则枯"，其意为将桂钉入树木中能引起树木的凋零。《说文解字》也曾记载："桂，江南木，百药之长，梫，桂也。"古代又将肉桂树称为"梫树"，就是因为它具有一种很强的"侵袭"之力。由于肉桂树的浓郁芳香之气，可以抑制其他树木的生长，久而久之，其他树木自然凋亡而只剩下肉桂树，形成"间无杂树"的纯桂树林。对于这种力量，我们可以借一个西洋传说再来感受一下。

肉桂树在西方还有一个别名，叫"犹大树"。传说中背叛耶稣的犹大就是在肉桂树下上吊的。犹大做了坏事后，不经意地走到这棵树下，他

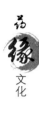

身上的邪灵被这棵树的磁场赶走了，于是良心发现，以死谢罪。肉桂树的"侵"力可以直入一个人内心的深处，可见在西方人的潜意识中，也有着对于肉桂树"侵力"的感知。那肉桂树缘何具有这样的一种力量？究竟是怎样的生长环境能够磨炼出这等药性呢？

肉桂树喜温暖湿润、阳光充足的环境，如暖热、多雾、高温之地，喜光又耐阴，不耐干旱、积水、空气干燥。经过寒冬的锤炼后而叶色更青翠，可推知其必属大热之物。其主产于南边火热之地，尤以两广多见。细心的读者或许会质疑：附子辛热生于极寒之地，黄芩苦寒生于向阳山坡，那性喜温暖而又主产于南陲之地的肉桂如何磨炼其辛温之性呢？在此有必要说明一下，同样的环境所造就的物种并非都一样，就好比出生于同样家庭背景的孩子也会有不同的性格特点一样。同样是在温暖环境下生长的植物可能是温性的，也可能是寒性的。除了自然环境的影响外，还取决于植物自身的结构状态。自然是一个鲜活的生命体，它的每一个产物都具有自己的"性格特点"。本篇中的肉桂，在炎热之地造就自己的辛热之性，显然是与它自身的结构有关。那么它的结构有什么样的特点呢？

其实，肉桂树的皮里富含油脂，现在常称之为肉桂油。这层油自然地形成了一道天然的隔热屏障，使得肉桂树能在火热之地安存。当然，即便肉桂树生长在南陲之地，多数也是在水源较充沛的地方生长，这也是一种自然界的阴阳平衡。在炎热的环境下又具备辛热之性，这种叠加的能量，使得肉桂树较其他辛热的药物更多了一种侵入驱散的力量。

桂枝为樟科植物肉桂树的嫩枝，其性味、功用从药名上也可见端倪："桂"通"圭"，为木中之圭。圭在古代的意思主要与阳气的能量有关，如玉器、测日影之器、十万分之一升的容量单位（即表示水蒸气）。圭与木合的"桂"字，代表的同样是与阳气有关的功能。圭、桂的发音通"贵"，有贵重之意，意即阳气在人体中的重要性。"枝"通"支"，有生发向上、生机勃勃的含义。由此可知，桂枝的特性在于能助机体一身之阳气。就其性味而言，桂枝辛甘温，为纯阳之品。且桂枝为肉桂树的嫩枝，从植物的生长上来看，树枝有一种向外伸展的意向，因此纯阳的桂枝在体内就能发挥其不断拓展的"侵力"。当体内的脏腑或骨节为寒湿或瘀血等病邪所阻滞而使阳气无法畅通时，桂枝就可以与不同的药物配伍而进入人体所需要的部位而发挥作用。因此，古人总结归纳出桂枝最主要的功用特性——温通阳气，具体用于以下几个方面：

1. 温通心阳，治疗胸痹心痛 足够的血量是维持机体生命活动的必要保证，但血液属于阴性的能量，偏静，只有在阳气的推动下，才能正常流动以供养全身，而温化和推动血液流动的主要动力就是心阳。如心阳不足或心阳痹阻，势必温化力弱，推动乏力，而导致心血不畅，出现胸闷心痛。在治疗上必须温通心阳，桂枝是当仁不让的选择。《伤寒论》中有一张由桂枝和甘草组成的方剂——桂枝甘草汤，其主治为"其人叉手自冒心，心下悸，欲得按者"，就是患者就诊时，医者发现其很喜欢用手护住胸口的部位，而且平时喜欢用手按揉胸口的位置。这个动作是中医的一个辨证要点，提示患者可能心阳不振，因此喜欢用手保护一下，给予一点能量。心阳不振既可能为阴寒所伤，又可能为水邪所困，此时用桂枝就可以发挥其通阳的功效。桂枝可以侵入这些阴寒水气中，使得闭塞不通的阳气得以循环，恢复心阳的正常功能。

2. 温通经脉，治疗寒凝经脉的痛证 如前所言，桂枝为肉桂的嫩枝。从取类比象的角度看，树的枝类似人体的四肢，也与人体的经脉、经络有关。故桂枝可以侵入人体的四肢以驱散阴邪，治疗风湿痹痛；桂枝能够通行经脉、散寒止痛，治疗多种寒性痛证，如痛经、腹痛、腰痛等。

3. 温通肌表，治疗风寒感冒 桂枝辛散温通，善于驱散作用于肌表的风寒之邪。当风寒之邪伤及人体时，导致人体肌表的气血运行受阻，人会出现恶风、头疼、汗出等症状，而桂枝有很好的温通解表作用。

4. 温通津液，治疗痰饮和水肿 痰饮和水肿都是水湿之邪停滞体内所导致。水湿具有阴寒之性，原本应该参与人体正常的水液代谢，但必

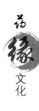

须有足够的阳气温化与推动。如阳气不足,则温化无力、推动不足,致使水液蓄积体内而形成水肿、痰饮。因此,在治疗上当温助阳气以祛痰饮、通水气、消水肿。桂枝在这些方面都能发挥一定的功效。

5. 温通血液,治疗癥积 癥积就是局部的有形包块,类似于妇人的子宫肌瘤等疾患。其产生和形成主要是由于瘀血阻滞,而瘀血的产生与机体阳气不足,推动乏力有关。桂枝的"侵"就能侵入瘀血之中,从而温助阳气,温通血脉,消散瘀血,如桂枝茯苓丸。

桂枝特殊的生长环境和生长特征,使得它具有特别的功效。南陲火热之地,原本应该是寒凉药物的作战舞台,却诞生了桂枝这么一味辛热的药物,可见这味药的与众不同。当然这也是自然的神奇安排,从中我们可以体会出自然中的阴阳并非仅仅是对立存在,也可以是相辅相成的一种状态。中医的美,中国传统文化的美,或许就在老子那句"道可道,非常道"之中吧!

四季气候

迎春采摘辛夷花

老子曰:"昔之得一者,天得一以清,地得一以宁,神得一以灵,谷得一以盈,万物得一以生,侯王得一以为天下贞。"此处老子强调了"得一",即遵守自然规律的重要性。从天、地到人,万事万物只有各行其道,一切才能相安无事。四季更替,寒来暑往,自然将其能量通过特有的方式传达给草木万物,使其在固有的时节成熟。而人为地改变其规律,恐怕结果就如老子所言,"谷无以盈,将恐竭",即植物因得不到充足的能量而枯竭。故植物在特有的时节成熟,是自然巧妙的安排,这一点在中药上亦能体现出来。那首先来看一下当春开放的辛夷吧!

说到辛夷,或许大家会感觉到有点陌生,其实它就是木兰科植物望春花的花蕾。关于辛夷有这样一个传说:古时有一位秦举人得了一种怪病,鼻孔流脓流涕,腥臭难闻,久治不愈,无奈只能外出求医。秦举人到了很多地方,但没遇见一个能治他鼻疾的医生。后来,他来到南方一个夷族人居住的地方,有位夷家医生说这病好治,便上山采了一种花苞回来,让秦举人服用。秦举人吃了半个月,鼻子就真的不流脓了。此后他将药带回,种植在自家后院,凡有人得了鼻病,他就用这种药给人

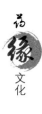

医治。因为这种药是秦举人在辛亥年从夷人那里得到的,于是就命名为"辛夷"。

秦举人得的是什么病?应该如何治疗?为什么其他药没有作用,而用辛夷竟然如此有效?让我们来一一解释。

秦举人得的病类似于如今的鼻炎、鼻窦炎、副鼻窦炎,在中医中有一个专门的名称——鼻渊。鼻的功能就是通气,根据中医理论,鼻主要与肺的关系最为密切,有"肺开窍于鼻"之说。鼻渊的发生主要涉及内外两个因素:外界致病因素与肺功能失调。鼻渊的主要症状就是鼻塞流涕。因此对于鼻渊的治疗,首要任务就是解决其鼻塞问题。好比一个拧紧的瓶子,要把瓶子里的东西倒出,必须开启它的瓶盖。所以必须选择能作用于肺,具有宣畅、向上、向外特性的药物,辛夷正是因为具有这种特性而成为治疗鼻渊的要药、专药。

辛夷的性味非常具有特点,气味辛香而性温。辛香而能宣散透达,温性而能散寒通行,故辛夷具有向上、向外的宣发之性,且独归肺经,对肺气不宣的鼻塞尤为有效。故辛夷的主要功用就是宣通鼻窍、发散外邪,主要用于风寒感冒与鼻腔疾病,尤其适用于以鼻塞流涕为主的感冒。故目前辛夷几乎不用于其他病证而成为治疗鼻腔疾病的专药,只要有鼻塞、流涕就必定选用辛夷。那么辛夷为何会有这样的性能、功用呢?答案很简单,与其生长的环境和采摘的时间有关。

辛夷又名望春花、木笔花、木兰花,因是春天较早开花的植物之一,故名望春;同时因其植物形状如毛笔,故又名木笔花。这种花非常奇特:一般的植物是先长叶子后开花,而望春花经过整个寒冬的洗礼,等得到春天到来的讯息后,先开花后长叶子,可见望春花早在寒冬之时便已将足够的阳气积聚于花心,静候春天来临时的绽放。花蕾从含苞待放到刹那绽放的过程,实际上是一个"开"的过程。辛夷生在树梢,而花朵尖锐向上,可推断出其性飞扬,专主上达,作用于人体的头面部。此外,辛夷的采摘时间很讲究。因其是花蕾入药,故在要花朵将放未放之时采摘,通常在二三月份，此时花蕾最为蓄势待发，所蕴藏的阳气最为充足。

据此可以总结出辛夷的几个特点：第一，其性上扬，可以作用于人体的头面部；第二，其具有"开"，即散解的特点；第三，其蕴藏充足的阳气。由此也不难理解辛夷为什么是治疗鼻塞流涕的要药了，目前已被广泛应用于各种鼻腔疾病的治疗。可见季节气候与药物性能、功用之间的关系是多么密切。

小贴士：辛夷的别名

在临床处方中，医师可能会写望春花或木笔花来代替辛夷。前者因其开花时节的特殊性而得名，后者则是根据其形态特征而命名。辛夷常配伍苍耳子、通草等，用于鼻系方面的疾患。

夏至而枯夏枯草

在本草的世界中，药物的命名或因其形态，或因其颜色而定，也有一部分是因其时节而得名的。比方之前提到的望春花，又如因冬季采摘其成熟果实而得名的冬青子，因经冬不凋的忍冬花，等等。接下来要介绍的这味草药也是有着非常明显的时节特征，就是夏枯草。

说到夏枯草，人们可能会很自然地想到"王老吉"这款凉茶饮料。王老吉凉茶是清热去火的，而里面的主要成分就是夏枯草。那么，夏枯草为什么具有清火作用？其清火作用有何特点呢？这还得从夏枯草的生长规律说起。

夏枯草为唇形科多年生草本植物，入药的是带花的果穗，其生长规律的时节性非常明显，通常在冬至后开始萌生，三四月份开花并结穗，到了五月至夏至前后逐渐枯萎，这也是其名夏枯草的缘由。在夏枯草的

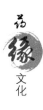

生长过程中有两个时间节点非常值得关注,即冬至和夏至。"至"有极、最的意思。其中,冬至即天气到了最寒冷的时候,夏至则是天气到了最炎热的时候。自然界中存在着物极必反的现象,气候变化亦然。故冬至时,当天气到了最寒冷的时候,同样也是一缕阳气开始升发的时候,称为"冬至一阳生"。以井水为例,冬至的时候,地下的阳气开始发动,这个时候在水井底部的水是暖暖的;夏至时则不然,天气处于最炎热的时候,同样也是一丝阴气开始出现,称为"夏至一阴生"。过去的农村里没有冰箱,夏天大家就会打一些井水,将西瓜放在其中,吃的时候也是非常冰爽的。可见夏天的井水是冰凉的,因为阴气开始从地下慢慢发动起来。对这两个时间点的关注有助于探究、了解夏枯草的生长规律。

一般情况下,万物在春夏两季都是处于积极生长的阶段,即所谓的"春生夏长"。随着阴阳之间的相互消长,逐渐进入凋零和封藏的秋冬二季,即所谓的"秋收冬藏"。而夏枯草的生长规律却与此不同。

植物的生长必然受自然气候寒热阴阳更替的影响,如只寒不热或只热不寒则无从生长,即所谓的"孤阴不生""独阳不长"。在冬至之前是阴气逐渐壮大至顶峰的时段,大气候以阴气为主导,而夏枯草在这样的环境中无法生长,故而古人认为夏枯草为纯阴之体。纯阴之物在以阴气为主导的气候条件中无法生长,正应了"孤阴不生"。而冬至的到来则意味着阳气的始升,直至阴寒越来越弱而阳热越来越盛,夏至之时阳热达到顶峰。随着阳气的到来,纯阴之物得到了成长的动能而开始生长。就如煤油灯,夏枯草就好比灯中的煤油,在冬至之前则处于一个相对静止的状态,当遇到一点温阳之火后,煤油具有燃烧的动能,而夏枯草遇到那一缕阳气后,仿佛被"唤醒",冬至后逐渐开始了生长的过程,至三四月份开花,直到夏至一丝阴气开始出现时,夏枯草得不到生长的动力而逐渐枯萎,好比煤油灯的温阳之火被水给逐渐淋灭。

从这一生长过程中,我们不难理解,夏枯草为纯阴之体,性味苦寒。又由于其在春季生长开花,而春季为肝胆之主气,具有升发舒展之性,故而夏枯草具有辛散之力，多入肝胆经而治疗相关的疾患。由此，可以归纳夏枯草的性味为辛、苦、寒，归于肝胆经，具有清肝明目、降火散结的功效，主要用于以下几个方面：

1. 肝火上炎引起的目赤肿痛、头痛眩晕等　当肝火旺而上炎时，就会引起目赤肿痛。且肝胆经络的循行路径亦达头面部，所以当肝胆火旺上攻头面部时，人就可能会出现头痛眩晕的症状。因此，在治疗上就当清泻上炎的肝胆之火。夏枯草性味苦寒，归于肝、胆经，自然具有清肝胆火的作用，尤其是长于通过其清肝火的作用以明目、清目而治疗目赤肿痛。目前也常应用夏枯草的这一功用治疗肝火上炎、肝阳上亢型高血压。

2. 痰火郁结的瘰疬瘿瘤　瘰疬指在颈部皮肉间可扪及的大小不等的核块，互相串连，其中小者称为瘰，大者称为疬，类似现代医学的淋巴结核。瘿瘤类似现代医学所说的甲状腺肿一类的疾病。肝胆与人体情志的调畅有密切关系，当情绪长时间郁结时，容易化火，从而灼烧人体的津液，我们称之为"炼液成痰"，痰与火相互勾结可形成肿块，因胆经循行经过人体的颈项两侧，故常可在颈项两侧摸到肿块。当痰火郁结时，夏枯草不但能清降郁火，其辛散之力亦可以散结消肿，故而可以治疗痰火郁结之瘰疬瘿瘤。

此外，夏枯草还有一个应用不能不提，那就是治疗失眠。中医认为失眠的病机是"阳不入阴"，治疗上应"引阳入阴"。夏枯草在夏至阳热亢盛之时枯萎，是将自然界浮在外面的阳热之气收藏于体内，这就是一种引阳入阴的现象。在临床中，夏枯草常与半夏同用治疗失眠。

由此可见，夏枯草感阳气而生，受阴气而枯，这一阴阳消长的过程中，造就了其苦寒而带辛散的特点，足见生长时节对植物特性的影响。

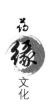

小贴士：夏枯草的煎煮

由于夏枯草质地较轻，临床用量又较大，可将其先与水煎煮后，去渣存液，再用这些药液续煎另外一部分药材。

秋收罗汉润肺燥

如果大家去广西旅游，往往会带回一样圆形如小葫芦样的东西，并泡茶饮用，口感甘甜，常用于咳嗽、咽喉疼痛，这就是被尊称为"神仙果"和"东方神果"的罗汉果。关于这个名称的来历，还有一个动人的传说。

相传广西永福县的一位瑶族农民在一次上山打柴时不慎被野蜂所蜇，他顺手从身边一条藤子上摘下一枚野果擦伤处，竟然止住胀痛。农民好奇地尝了尝此果，发现其味道甘甜可口。此事被一位叫罗汉的乡村医生所闻，对这种野果反复研究，发现用它来治疗咳嗽等病效果很好。人们为了纪念这位瑶族医生，就把这种野果叫做罗汉果。

讲到罗汉果的止咳作用，除了可以单独使用以外，还有一剂中成药——罗汉果止咳糖浆。用过罗汉果和罗汉果制剂的人都有一个共同的感受——清凉、甘甜、滋润。这其实与罗汉果的生长环境、生长习性、生长规律与采摘时节有关。

罗汉果是葫芦科藤本植物罗汉果的果实，主产于我国广西的永福县。一般生长在海拔300～1200米的亚热带山坡林下、灌木丛中及河边湿地等处。南陲两广地带属于炎热潮湿地带，而罗汉果果实的生长发育又需要温暖、湿润、没有霜期的气候。由此可以推知，罗汉果性偏寒凉，故其能在炎热的环境下生存。

罗汉果的成熟季节在秋季，一般在果实由嫩绿变成深绿色时采摘。判断其采摘时机的依据就是罗汉果的果皮青硬，而果柄（连接果实和茎的部分）已经开始枯黄。茎在植物生长过程中的作用就是传送营养物质、水分等养料给叶子、果实，而果柄可以看成是传送的最后一站。当秋季来临，果子得到了成熟的信号时，自然会努力吸收完果柄中的营养，使自己成熟。当果子成熟时，果柄也完成了任务，就开始顺应季节慢慢枯黄。

完全成熟的罗汉果味道甘甜可口，而果子还没有完全成熟时，如将其采摘、晒干，然后泡水喝，不但不甜，反而会有苦味，而且功效也不佳。其实大自然孕育万物，有其自身的时机规律。比方夏天成熟的西瓜，其甘甜可以缓解暑热给人造成的不适；秋天成熟的梨，充足的水分可以缓解秋燥对肺部的伤害。当一个果物在没有完全成熟时，不可能会有甘甜的美味。和梨一样，同样成熟在秋季的罗汉果，在秋燥的锤炼下会具有一定的润性。性味甘凉而又兼具润性的罗汉果深受大众的喜爱，很多地方的百姓都会用其泡水喝。据此，罗汉果的性能、功用可以归纳为：甘，凉，归肺与大肠经，具有清热润肺、利咽开音、润肠通便的作用。临床上罗汉果主要用于以下几个方面：

1. 肺热、肺燥咳嗽　这是罗汉果的主要用途。罗汉果性味甘凉又主归肺经，既能清肺以治肺热引起的咳嗽，又能润肺以治肺燥咳嗽，相对而言，罗汉果对于秋天的燥咳作用更为明显，应用也更多。因秋季是肺的主气，秋燥之邪最容易伤及肺脏，常使人干咳少痰或无痰，往往难以治愈。罗汉果在秋季成熟采摘，甘寒滋润，善于清润肺燥，可以单用，也可配伍桑叶等药同用。

2. 咽痛、喑哑失音　咽喉发音主要与肺有关，因肺阴能滋润咽喉。如肺热就会导致咽喉肿痛，秋燥损伤肺阴使咽部得不到滋养，就会出现声音嘶哑甚至失音的情况。罗汉果既能清肺又能润肺，具有清润咽喉、开音的作用。

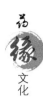

3. 肠燥便秘 引起便秘的原因很多，其中肠液不足、肠道干枯引起的便秘非常多见，而肺阴不足也会引起肠燥便秘。罗汉果对此有非常好的治疗作用，因其甘凉滋润，既归肺经又归大肠经，既能润肺又能润肠，故而可以通便，而用于肠燥便秘。但因此也提示一些本身已经大便稀溏甚至腹泻的人应当慎用罗汉果。

俗话说"桂林山水甲天下"，在如此山清水秀之地长成的罗汉果，似乎也得到更多天地的灵气，如若不然，怎么会有"东方神果""神仙果"的美誉呢？炎热环境下的罗汉果具备了偏凉的性味，秋令的到来则好比是一个催化剂，使罗汉果具备其他果物不具有的润性。大自然的安排就是如此环环相扣。

冬季开放款冬花

冬三月，水冰地坼，万物归寂，款冬却在此时禀寒冬之气开花。是不是因着对冬天诚心诚意的问候，才使这味药得名"款冬"的呢？这味药究竟有着怎样的功效特点？

有这样一个小故事：唐代诗人张籍家境贫寒，一生体弱多病，当时人称"贫病诗人"。有一次，张籍不幸感受风寒，连续数日咳嗽不绝，因无钱医治，病情日渐加重。张籍为此心焦如焚，一筹莫展，突然记起曾经有一位僧人向他说起一种叫款冬花的中药治疗久咳特别有效。于是，他嘱家人采来款冬花，煎服几次后，病情大减，咳嗽亦止。

前文提到一味黄芩治愈了李时珍的肺热咳嗽，而此处又是一味款冬花疗愈了张籍的风寒咳嗽。我们知道黄芩喜向阳之地生长而性寒清热，故善治肺热咳嗽，那么开花于冬季的款冬又为何能治疗风寒咳嗽呢？想必读者应该已经大致猜出其中的原委了吧？不错，款冬花性温散寒并单归肺经，故能温散肺中的寒气而能治疗寒性咳嗽。但从实际应用而言，款冬花是止咳专药，能用于一切类型的咳嗽。

对于咳嗽的发病，所谓"咳不止于肺亦不离于肺"，这句话至少表明两层意思：第一，引起咳嗽的原因非常复杂；第二，无论什么原因引起的咳嗽必然影响到肺的功能。因此，对咳嗽的治疗，必须以治肺为主，但应根据不同的原因治疗。如因寒致咳当温肺散寒，因热致咳当清肺止咳，因燥致咳当润肺止咳，因虚致咳当补肺止咳。款冬花作为治咳的专药，其特点在于能治疗寒热虚实的一切类型的咳嗽，这与自然界的神奇力量赋予了款冬的特性有关。

款冬花系菊科款冬属植物款冬的花蕾。如同辛夷一样，以花入药的草药多用其花蕾部分，具有向上、向外的特性，有一定的辛散之力。款冬花性喜凉爽潮湿环境，耐严寒，忌高温、干旱，多生长于山区或阴坡处；同时，该药在冰天雪地中开放，显然阳气充足而不畏严寒，由此说明其药性当为温热。因此，款冬花能辛温发散、宣肺止咳，对于风寒咳嗽、肺寒咳嗽非常有效，这也是为什么张籍的风寒咳嗽用了款冬花以后而能痊愈。此外，一般而言，花的获取都是以采摘为主的，而款冬花则不然，是在冬季挖掘。每年的10～12月在其花未出土时采挖，摘取花蕾，表明款冬花虽然性温辛散，但又秉受土壤的阴寒之性，使之性温而不燥，并具有沉降的特性，故又可用于肺热、肺燥、肺气上逆等引起的咳嗽。

由此可知，款冬花的生长特性使其既辛温宣散又清润沉降而能用于一切类型的咳嗽，但相对而言，肺寒咳嗽为其最佳适应证，常与紫菀配伍。

因人、因时、因地而异是中医防治疾病的原则，是建立在古人对自然认识基础上在中医理论方面的体现，也是我国古代哲学思想在中医学中的具体体现。同样，对一些具体药物性能与功用的认识也必须从药物的生长环境全面考虑，这样才能更加全面地发挥药物的效用。

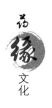

本 草 习 性

果热壳凉蕴太极的荔枝

在草药的世界中存在着一些很有意思的现象,同一植物的不同部分有着不同甚至是截然相反的功效。比方生姜性热,生姜皮性偏凉;莲藕活血散瘀,而藕节涩而止血。又如白果的毒性,可以通过白果壳来解;倘若食杏仁中毒,杏树皮则可解其毒性。这种看似矛盾的统一,是大自然怎样的精心安排呢?本篇通过对荔枝的介绍,来试图窥测草药中所蕴藏着的"太极图"。

荔枝盛产于两广炎热地带,其果实于夏季成熟。大家可能会觉得,从环境气候来看,为了抵抗夏季的炎热,荔枝肉当属寒凉之物,有清热解暑的功效。非也。其实荔枝肉属于温热之品,多食非常容易引起上火。前文我们提到,同样生于南陲地带的桂枝,在其表皮中油脂成分的保护下,即使是在炎热的环境中,仍锤炼出其性热的特征。那荔枝的生长中是否也藏着一层不易被察觉的保护层呢?

的确,在剥开荔枝后可以发现,在荔枝壳和荔枝肉之间有一层乳白色的隔膜,也许正是因为这层隔膜紧紧地守护在荔枝肉外围,帮助化解夏季炎热之气,不但使其能够应时节而成熟,还确保了荔枝肉自身的温热之性。

《本草纲目》中记载,"(荔枝)鲜者食多,即龈肿口痛或衄血也。"所以一般体质偏热的人是不能多吃荔枝的。倘若一时贪吃而不幸中招的话,在《本草纲目》中亦有记载一些方法,其中一条就是"食荔枝多则醉,以壳浸水饮之即解。"具体地说,就是我们可以用荔枝的壳煮水或泡茶喝来缓解因过食荔枝而产生的不适。由此可以推知荔枝肉和荔枝壳的功效作用是相反的。"荔枝肉－隔膜－荔枝壳",好像是自然为荔枝画的一幅太极图。荔枝的肉与壳一阴一阳,好似两条阴阳鱼,而那层隔膜就好比太极图中的分隔符,在分隔符的作用下,原本混成的太极就分出了阴阳两仪。阴阳的相反相成,才使得万物具备生长、运行的动力。

作为药用,以荔枝核入药,荔枝核为荔枝的干燥成熟种子。一般认为,子类物种能够冲破硬壳而生根发芽,故而具有一定的开破散结的功效,荔枝核也具有此特性。荔枝核性味甘、微苦而温,主要归肝、胃经,具有理气止痛、祛寒散滞的作用,主要用于以下几个方面:①寒凝气滞的腹痛、疝气,睾丸肿痛;②气滞血瘀的痛经、产后腹痛;③肝气不舒引起的胃痛。目前这一味药物常用于乳腺小叶增生等病症的治疗。

所谓"一花一世界",在小小的荔枝中,竟也藏着宇宙的大奥秘,只是平时的司空见惯让人们忽略了身边很多的精彩和美妙!这或许就是庄子想表达的"道在日常生活中"吧。道,说不清道不明,却掌控并指导着我们的日常生活。

小贴士:荔枝病

大量食用鲜荔枝会导致人体血糖下降、口渴、出汗、头晕、腹泻,甚至出现昏迷和循环衰竭等症,称为"荔枝病"。

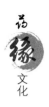

所处之地不积雪的麻黄

荔枝中的"太极图"让我们领略到它在回应自然环境的同时,又是如何来维持自身平衡的。而除了荔枝,有一味中药在结构上也非常有特色,那就是素有"发汗解表第一药""喘家圣药"之称的麻黄。这两大称号在一定程度上表明了麻黄的功用要点,即麻黄有强大的发汗作用,通过发汗能治疗感冒等表证;麻黄亦是中药中平喘作用最为显著的药物。麻黄缘何有此功效?这与麻黄的生长环境、形态及药用部位有关。

麻黄的生长环境有一点很特别。麻黄的主产地是在寒冷的西北地区,如宁夏、内蒙古,这些地区每年的寒冷季节常常是冰天雪地。《本草纲目》记载:"僧继洪云:中牟有麻黄之地,冬不积雪,为泄内阳也,故过用则泄真气。"也就是说,在麻黄生长的周围则是常年都不积雪,这就表明麻黄为温热之性,而且能将其体内的温热能量向周围发散,使得周围的冰雪无法堆积。故称此物具有"泄阳"之力,可谓是一语中的。

这里难免使人产生这样的疑问:具有温热发散性能的药物很多,为何将"发汗解表第一药"的殊誉给麻黄呢?除了其具有使冰雪都无法堆积的辛温发散之力外,还与其生长形态和药用部位有关。

麻黄入药是取其茎。植物的茎在植物生长过程中通常扮演着传输管道的角色,即植物的根通过茎将营养、水分等传输给叶子、果实等。一般植物的茎在形态上都是实心而饱满的,但麻黄茎的形态却是中空的,且一茎直上。这"中空直上"的形态特征使麻黄具有一种轻扬直上之性。这就揭示了麻黄对人体的作用重心在体表和上部,而体表和上部主要与肺有关,因此古人总结麻黄这味药可归于肺经。同时,肺与体表皮毛的关系又最为密切,即所谓的"肺主皮毛"。由此可知,麻黄不但辛宣温散,而且归于肺经,可治疗肺的功能失调所引起的无汗、咳喘等病证。

当人体感受寒邪时，常会表现出无汗、周身酸痛、头疼、咳喘等症状。这是因为寒邪的收引之性使汗孔闭合而无汗，阻碍人体表面的气血运行而致头身痛，同时寒气也能使肺气的宣降功能失调而引起咳喘。此时，治疗的关键就是发散作用于人体的寒邪，最有效、最直接的方法就是发汗，通过发汗既能驱散寒邪又能宣畅肺气。麻黄辛宣温散，作用于人体后，其轻扬外达上行之性使其有显著的发汗作用以驱散肌表之寒，同时宣畅肺气，从而治疗无汗、身痛、咳喘等。

植物的茎犹如水道一样，负责液体的输送。麻黄药用其茎且中空，由此推知麻黄尚有利水消肿，调节人体水液代谢的功效，可以用于治疗水肿，尤其是急性水肿，中医称之为"风水水肿"。其实，麻黄治疗风水水肿的途径不仅仅是利尿，也与其发汗祛除病邪有关。中医称"肺为水之上源"，参与人体的水液代谢，而风水水肿的发生往往继发于外感，当肺为外邪所困时，往往会影响到水液的运行。对于这种情况，只有祛除外邪才有可能治愈水肿。麻黄的中空轻扬之性使其能发汗祛邪，中空利尿之能使其能利尿消肿，如此则上下标本同治，自然能治疗风水水肿。

由此可知，麻黄的发汗、平喘、利尿从本质上讲就是与其生长环境、药用部位及形态特性有关，使麻黄具有"泄阳"之能。但问题是，如此泄阳的一味药，如只泄而无制约，那自身的能量泄光了，该物种不就消失了吗？我们通过一则小故事，来看看这味药是如何使自身达到一种平衡状态的。

有个行医挖药的老人，膝下无儿女，收了一徒弟。谁想，这个徒弟很是狂妄，才学会一点皮毛，就看不起师父了。师父为此伤透了心，就让徒弟另立门户。分手前，师父不放心徒弟，反复叮嘱他有一种名叫无叶草的草药，发汗用其茎，止汗用其根，千万不能用错。师徒各自行医后不久，徒弟就用无叶草治死了一个病人。因其乱治病，不仅挨了四十大板，并被判坐三年大狱。徒弟在狱中三年反省自己，想起当初没有记住师父的教诲，出狱后找到师父认错，表示痛改前非。师父见他认错，

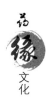

念其旧情，仍收留了他，并传授医道。从此，徒弟再用"无叶草"时就十分小心了。因为这种草给他闯过大祸惹过麻烦，就起名叫作"麻烦草"，后来又因为这草的根是黄色的，才又改叫"麻黄"。

虽然这只是一个故事，但"发汗用茎，止汗用根"却告诉我们，麻黄茎和根的功效是完全相反的，这一特性亦是取决于其生长形态。倘若茎是密满实心的，则体现出根和茎的功效相近，就好比是亲密团结的一家人；若是中空的，则体现出根和茎之间彼此排斥。麻黄的节和根具有大致相同的药性，亦能止汗。麻黄节就好比是麻黄根安插在茎中的督察，每隔一段距离安插一个，来监控茎的生长情况，防止其过度辛散。麻黄在入药时，除了要去掉根之外，严格意义上也是应该要去掉节的。这种根节与茎相反的生长特性，使麻黄处于一种动态的平衡。

一阴一阳之谓道。大自然用一组"根 - 中空茎 - 节 - 中空茎"的方式将阴阳这组代码编写在了麻黄这一味药上。而其周遭常年不积雪的特点，又透露出其强大的辛散泄阳之力。当我们尝试去读懂自然的语言时，是否对麻黄发汗解表、宣肺平喘和利水消肿的功效有更深一层的体会呢？

倒苗与生长更替的半夏

望春花（辛夷）、夏枯草、半夏、秋菊（菊花）、忍冬花、麦冬……这一味味的中药药名怎么都与季节有关呢？确实，中药药名的来历很有学问，从中也充分体现出我们古人的智慧。其中，根据药物的生长特性与季节气候特点的关系而命名，则十足彰显出我们的古人对自然的深刻认识。在此，让我们一起来解读半夏这味药。

半夏名称的来历，在《本草纲目》记载："《礼记·月令》五月半夏生，盖当夏之半也，故名。"显然，半夏因在农历的5月生长旺盛而得名。但有人对古人以此解释半夏的名称有异议，因半夏到了阳历6月以后会出现"倒苗"现象。其实，古人对半夏名称的注解与后世对其的质疑都没有错，只是各自的角度不同而在认识上出现了差异，而正是这种生长特性才赋予了半夏的性能与功用特性。

半夏是临床上最为常用的中药之一，这与半夏的功能特性有关：破散、降逆。破散意即开破化散，针对一些郁滞不通、不畅的病证，包括有形与无形两种，如有形结节包块，无形的胀满、梅核气。半夏能破散而治疗这些病证与其显著的化痰作用有关。在中药中，半夏有"化痰圣药"之称。

与痰的产生关系最为密切的就是脾的功能，中医中素有"脾为生痰之源"之说，因此治痰必须从脾着手。脾的特性是喜燥恶湿，当然要选择苦味温性的药物了，因苦温能燥湿而绝痰之源。痰一旦产生，最容易受影响而且影响最大的就是有"储痰之器"之称的肺。痰上犯于肺，导致肺的功能失调而出现咳嗽、多痰。因此，治咳必治肺，既要辛味宣散又要化痰止咳，如此则标本兼治。半夏的性能几乎就是为化痰而设——性味辛苦而温，归于肺、脾经。由此则不难理解半夏的化痰作用了。

半夏的降逆所针对的主要是一些上冲的病证，如胃气上逆的呕吐。胃的特性以降为顺，如胃气不降反而上逆就会出现恶心、呕吐等症状。因此，要治疗呕吐必须降上逆的胃气。半夏味苦能降且归胃经，自然能降逆止呕了。或许我们不禁会产生这样的疑惑：降逆与破散是两个矛盾的功用特性，怎么可能在同一味药物身上共存呢？这就与大自然所赋予半夏的生长特性有关。

半夏的药用部位为其地下的块茎。半夏的生长习性有以下几个特点：①温度在 8℃~10℃ 萌动生长，13℃ 开始出苗，15℃~26℃ 最适宜半夏生长，30℃ 以上生长缓慢，超过 35℃ 出现倒苗；②喜爱湿度较高，但过高则反而生长不良；③在适度遮光条件下能生长繁茂，但光照过强则会难以生存。因此，半夏的生长习性可以总结为：适宜生长在温和、湿润的环境，既喜水又怕水，耐阴而不喜阴，耐寒，忌高温强光。

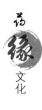

从上也可以看出,半夏的生长习性与季节气候的关系最为密切,也决定了半夏的生长规律:多在春季2～3月萌芽出苗,初夏生长旺盛,盛夏发生倒苗,秋季采挖,然后蛰伏越冬。正是半夏的这种生长习性成就了半夏的性能功用。春夏为阳气逐渐升发、阴气逐渐衰减的季节,半夏在春夏季节逐渐生长,并在盛夏来临之前的6月份生长最为旺盛,使之具有辛散温燥开破这种阳的特性;而到了盛夏7月份的时候,气温最高,光照最为充足,阳气最盛,而此时半夏的地上部分因不耐高温而发生倒苗,能将自然界的阳气吸入半夏的地下部分收藏,这一过程赋予了半夏引阳入阴的特性(地上为阳、地下为阴),使半夏具有了"降"的功能。

由此可以看出,半夏的性能、功用特性主要源自于其顺应季节气候变化的生长习性与规律。半夏性味辛苦温,归脾、肺、胃经,具有燥湿化痰、散痞消结、降逆止呕等功用,主要用于以下病证:

1. 咳嗽多痰 半夏对咳嗽的治疗可谓标本兼治,双管齐下——苦温燥湿归于脾经而绝痰之源,辛散入肺以化痰止咳。但要说明的是,半夏毕竟为温燥之品,其所治咳嗽多痰以寒痰、湿痰为主。

2. 恶心呕吐 半夏苦降归于胃经,性善降逆,功善止呕,《本草便读》谓其为"止呕吐蠲饮邪之圣药"。常与生姜配伍,如小半夏汤。

3. 失眠 这一点的应用充分体现了半夏"引阳入阴"的特性。从中医而言,失眠的核心就是"阳不入阴",人一直处于一种阳气外浮而亢奋的状态,要治疗就必须将浮在外面的阳气引入阴分,使阴阳平衡。半夏就具这种特性而用于失眠病证,常与夏枯草、秫米配伍。《黄帝内经》中为数不多的13张方剂中,就有一张专门治疗失眠的方——半夏秫米汤,用之多有奇效。

4. 梅核气 这是颇具中医特色的病名,患者自觉咽喉如梅核梗阻,咽之不下,吐之不出,而仔细检查后又无异常。这其实是患者的一种心理障碍,主要是痰气交阻所致,随着情绪的波动而发作或加重,在治疗上既要化痰又要行气。半夏性具破散，功善化痰，可配伍厚朴等药，如半夏厚朴汤。

此外，半夏的破散化痰还常用于胸痹、结胸证、瘰疬痰核等的治疗。同时因生半夏外用能消肿止痛，故又可用于毒蛇咬伤、痈疽肿毒等的治疗。

不能不提的是，生半夏有一定的毒性，主要是对皮肤、五官黏膜的损伤。半夏之毒可用生姜解除。

同荔枝和麻黄不同，半夏的平衡不是体现在它的形态结构上，而是体现在它与自然环境的互动之中。随着自然气候的变化，半夏以一种"生长 – 倒苗 – 再生长"的方式，时而破土生长，时而收降敛藏，从而使它具有破散和降逆的功效。

根肥藤细显功效的葛根

日出日落，寒来暑往，四季更迭，自然界的有序每每让人惊叹不已！在草药的世界，各种各样的植物也用自己的方式来演绎着这一平衡。荔枝用华丽的"隔膜"分隔符，表示出荔枝肉与荔枝壳的不同；麻黄用"根 - 茎 - 节"的生长形态，告诉人们根与茎具有完全相反的药性；半夏最忙碌了，随着自然的阴阳消长变化，不断"生长 - 倒苗 - 再生长"。本篇的主人公亦是在生长形态上非常有特色而体现阴阳平衡的一味药，那就是葛根。

关于葛根，有这么一个传说。相传古时湘西某土司的女儿与一个汉族小伙子相爱。由于双方父母坚决反对，这对恋人相约遁入深山老林之中。入山不久，小伙子身染重疴，神志不清，面色赤红，疙瘩遍身。姑娘急得失声痛哭，哭声惊动了一个仙须鹤发的道士。道士马上给小伙子服用一种仙草根，旬余即愈。后来他们知道，这种仙草叫葛根。

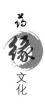

　　从小伙子的症状上看，应该是感染了一种痘疹病毒。该传说的真实性暂且不论，但在临床应用中葛根确有退热、透疹的功效。那葛根究竟是一味怎样的药物呢？其实，葛根为豆科多年生草质藤本植物野葛或甘葛藤的干燥根，除了有退热、透疹的功效外，还有止渴和止泻等功效。这些功能的练就，与葛根的生长形态有着很密切的关系。

　　说到藤蔓类植物，大家可能会觉得它们只要找到一个可依附的地方就会顺着向上不断攀爬，的确，葛根亦不例外。葛根为多年生藤本植物，长达10多米。其生长特性与生长形态非常具有特色：根深厚，藤细长，结出豆荚却细碎，称为"葛谷"。葛根的"肥根细藤碎谷"形成了其一肥一瘦的形态特征，也体现出自然赋予葛根的一种阴阳平衡：块根常年肥厚，使其深得大地之精华而具甘凉之性，有一定的生津止渴功效；其藤细果小，可见块根并没有将所有的能量通过藤条输送给果物。在中药中有一味药与葛根正好形成一种鲜明的对比，就是栝楼。栝楼结出的果实通常比较硕大，而当果实成熟时，根块却变瘦。可见栝楼的根块将自身所储备的能量毫不保留地传送给了果实。而葛根却不然，它就好比一个水泵，将营养输送到藤蔓中供果物生长时，又始终会保持自身营养的充足。因此，葛根的止渴作用其实是两条途径——甘凉生津和传送升津，这就使葛根成为治疗口渴的要药。诚如清朝医家言："葛根其根最深，吸引土中之水气以上达于藤蔓，故能升津液……"

　　葛根的藤很长，与中医讲的足太阳膀胱经相对应。在人体中，全身最长的经脉就是足太阳膀胱经，行于人体的背部，是人体健康的第一道防线，主一身之表，故葛根能够治疗一些外邪作用于体表的病证，而具有解肌退热、舒缓解痉及透发斑疹等作用。所以如外邪侵犯肌表出现发热，筋脉不疏出现头项转动不灵，以及麻疹、斑疹出疹不畅等，都可以用葛根治疗。

　　葛根的另一个功效就是止泻。这一功效其实也与葛根块根肥厚而藤长，能输送升发之性有关。通过其升腾之性疏理肠胃、升发清阳，泄泻自止。无论是因为脾虚下陷引起的慢性泄泻还是因为湿热内蕴导致的急性泻痢，用葛根均有效。

根据以上所述，葛根的功用可以归纳为两个字"解"与"止"。"解"包括解表、解痉、解酒，"止"包括止痒、止泻、止渴。其具体应用如下：

1. 解表　葛根具有解肌退热的作用，主要用于外感引起的发热，无论风寒还是风热都可应用。

2. 解痉　葛根能舒缓筋脉、解除痉挛，主要用于颈项不舒、转动不灵，感受外邪或筋脉失养引起的均可应用。目前也用于高血压的治疗。

3. 解酒　葛根有一定的解酒保肝作用，可用于酒精肝、脂肪肝等疾病的治疗，也可以在一定程度上预防酒精对肝脏的损伤。

4. 止痒　葛根能透疹止痒，用于麻疹、斑疹、肌肤瘙痒。

5. 止渴　葛根既能生津止渴又能升津止渴，用于热病烦渴及阴虚津伤的消渴，目前常用于糖尿病的治疗。

6. 止泻　葛根能升发脾胃的清阳之气，调理脾胃而止泻，既能用于脾虚泄泻又能治疗湿热泻痢。

应该说，目前葛根的临床应用较从前已有了更大的范围。同时，葛根也是一味药食两用品，一些以葛根为主的食品也有一定的养生保健作用。

不同于荔枝和麻黄有阴阳分隔非常明显的"编码程序"，葛根这味药只是古人通过其生长形态特征，反复实践后得出其临床功效。其"肥根细藤碎谷"的代码更趋向于一种形而上的阴阳平衡模式，大家可细细推敲，来感受自然的这一"奇思妙想"！

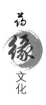

小贴士：葛花

葛花为植物葛的干燥花。古来素有"千杯不醉葛根花"之说，故其最具特色的功效在于能够解酒保肝，对于饮酒过度的人可以起到缓解和醒酒的作用。

本草配伍

攻缓有度的大黄甘草汤

大黄在中药中素有"将军"之称,谓其作用峻猛强大;甘草被称之为药中"国老",因其善于解毒、善于调和。两味性能、功用完全不同的药物能否合在一起使用?在医圣张仲景撰写的《金匮要略》中就有将这两味药合用的一个方——大黄甘草汤。《金匮要略》中言:"食已即吐者,大黄甘草汤主之。"意为大黄甘草汤主要用于"食已即吐",即一吃饭就呕吐的病证。大黄因具有非常有效的泻下通便作用而为百姓所熟悉,或许真是祸福相依,出名的同时却也掩盖了大黄其他方面的疗效。通过这张方子,除了能让我们体会一下中药配伍所讲究的平衡外,也能重新认识一下大黄这味药物。

大黄也是宫廷的常用药之一。据统计,大黄在清宫用药中列第 8 ~ 10 位。慈禧太后常服的"通经甘露丸"中就有熟大黄成分。光绪三十三年(1907),慈禧太后已经年逾古稀,御医们仍照用大黄不误。清宫医案的脉案医方中记载,清朝末代皇帝溥仪 6 岁时因病服用过大黄;道光皇帝的七公主在 5 岁时发高烧血热未清,处方中的大黄用量竟达一两;光绪帝患眩晕,御医张仲元以宣郁化滞之法医治,并用元明粉一钱(后煎),

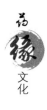

酒炙大黄一钱五分为引。从宫廷处方的档案证实，宫中上至皇帝、太后，下至宫女、太监，不论是花甲老人还是垂髫小儿，凡有里滞肠胃（积食），或实火血热，或瘀滞经闭等症状者，御医在处方时常将大黄作为重要的药物。

从宫廷处方的记载不难发现，御医们对大黄的应用并不仅仅局限于泻下通便。据《神农本草经》记载，大黄味苦寒，具有疗瘀血、癥瘕积聚、留饮宿食，以及荡涤肠胃、推陈致新等功效。《神农本草经》中记载能"推陈致新"的药物不过几味，而大黄是其中之一，可见其具有非常强的祛瘀生新力量。可以说"推陈致新"是大黄最大的特点，具体体现在以下功用上：

1. 活血化瘀 在《伤寒论》中有一张方叫抵当汤，主要用于治疗瘀血与火热互结的病证，由水蛭、虻虫、桃仁和大黄四味药组成。这四味药很有意思，分别是水生动物、飞类昆虫中最善于吸血的，树仁植物、草本植物中善于活血化瘀的。四味药从海陆空三方面进攻，使得瘀血无处藏身。因此，大黄的这一功用使其在瘀血阻滞的病证当中应用广泛，如妇产科的月经不调、痛经、产后瘀阻腹痛，跌打伤痛，以及其他瘀血病证等。目前，大黄的这一功用在减肥降脂及降低血液黏度等方面也非常有效。

2. 清热泻火，凉血解毒 在《伤寒论》中还有一张方叫大陷胸汤，治疗热结在胸，心下到少腹硬满而痛，手不可近。大黄性味苦寒，在此方中可以急泻胸中热毒。热毒得解，郁结方散，疼痛乃止。同时，大黄的这一功效对于上部的火热病证如目赤肿痛、头痛、牙龈肿痛、咽痛等也特别有效，因其不但能清热泻火解毒，而且能够通过通便作用将火热、热毒之邪排出体外，即所谓的"釜底抽薪"。

当然，大黄还有一个十分重要的功用——泻下通便。大黄这一功用的特点在于既能用于一切类型的便秘、便艰，几乎成为通便的专用药，且单用即效，又因通便作用而能增强它的其他功效，促使瘀血、热毒、湿热、火热等病邪的排出。

大黄这味药可以说是一把双刃剑，用得好则效如桴鼓，反之则会伤人。南北朝时期，梁武帝因发热欲服用大黄，可是年岁已高的他身体经不起大黄的"折腾"。一位名叫姚僧坦的名医劝梁武帝不可轻用，帝不听，结果导致身体几乎废用。又梁元帝患心腹病，医言帝脉洪实，为有宿积所致，非用大黄不可，结果只单用大黄一味就治好了。

谈了有"将军"美称的大黄，接着来看看方中的另一味药物——甘草。顾名思义，甘草的最大特点就是一个字——甘，为至甘纯甘之品，其所有功用都与"甘"有关：补虚、缓急、解毒、调和。甘草在中药中有"国老"之称，应用十分广泛，有"十方九草""无草不成方"之说。正是因其"甘缓调和"之性，使之随不同的配伍而发挥不同的效用。如与附子同用可以缓和其燥热之性，与石膏同用可缓和其寒凉之性，与温热之干姜和寒凉之黄连同用则可以调和寒热。同样，甘草在大黄甘草汤中作为主要药物是与其甘缓调和之性有关的。

大黄甘草汤的主证为食已即吐。呕吐的发生主要是由于胃气上逆，但导致胃气不降的原因有很多，如水饮停胃、宿食积滞等，而大黄药性沉降，能够泻下通便，主治功效中包括留饮宿食的病证，自然可以治疗"食已即吐"。但大黄毕竟为苦寒之品，对脾胃有一定的刺激和损伤，尤其是本身已经脾胃虚弱者更是不耐大黄的攻下之性。此时就需要与既能够缓和大黄的峻猛之性，又能保护脾胃的药物同用，甘草是当仁不让的选择。两者合用，真可谓是天衣无缝，相反相成，平衡有度，彰显出了中药配伍的精髓。

在大黄甘草汤中，大黄苦寒，甘草甘平；大黄性急，甘草性缓；大黄攻下，甘草补益；大黄伤脾胃，甘草益脾胃。一苦一甘，一急一缓，一攻一补，一损一益，截然相反而相得益彰，当真是绝配，让我们不得不佩服古人的智慧。

也许大家会问，大黄的药性倘若被甘草缓和了，那是否会影响疗效

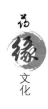

呢?这就涉及到一个用量比例的问题。在本方中,大黄和甘草的比例是4∶1,这样的比例能保证甘草在缓和大黄偏性的同时,又能不影响其功效的发挥。

中国文化一脉相承,配方中所追求的平衡思想与儒家中庸的思想非常类似。所谓"不执两端",中医治疗的是人,而不是对着疾病猛攻,故在祛邪的同时亦会注意保护人体的正气,使得邪去而正不伤!

逐水扶正的十枣汤

中医在配方的过程中非常重视祛邪与扶正的平衡,即祛邪不伤正,扶正不恋邪。在《伤寒论》中有一张逐水力甚强的名方——十枣汤,其中也深深隐藏着这样一种平衡思想。

在大黄甘草汤中,是用甘草来缓解大黄的药性;在十枣汤中,则用十枚大枣来缓和整张方强大的逐水力。方子一共由芫花、甘遂、大戟和大枣组成。芫花、甘遂、大戟均为具有显著利水作用的中药,归属于峻下逐水的范围,能直达水气所结之处以攻之,主要用于治疗一些体质壮实、水肿明显的重症或危急病症,如胸水、腹水等。但这类药物有泻无补,对机体有一定的伤害,因此在用药时不能多用、久用,同时必须要配伍一些药物来增强体质,并缓和这些药物的攻下之性,尽可能避免或减少对机体的不利影响。十枣汤中用大枣的目的就在于此。

也许读者会有疑问,前文说身为"国老"的甘草具甘缓之性而善于调和,这里为何不用甘草而用大枣呢?原因主要有二:

第一,"藻戟遂芫俱战草",这是中医中十分著名的有关药物之间配伍禁忌的"十八反"中的一句话,即甘草不能与海藻、大戟、芫花、甘遂同用。"十八反"是古人用药的经验总结,既饱含着古人的智慧结晶又凝结着古人治病时的用药教训,甚至可以说是古人用鲜血与生命换来的警示，即使在现在也是中医治病用药必须遵守的原则。此处的原因在于甘遂、芫花、大戟主要是逐水以治疗水肿，而甘草的甘缓之性不但不利于这些药物作用的发挥反而会引起或加重水肿。故十枣汤不用甘草而用大枣代之。

第二，与大枣的药性、功用有关。"棗"为枣的繁体字，这个字透露给我们一个信息，就是枣树是一种带刺的树，较矮的带刺的树就写成"棘"，较高的则写成"棗"。一般带刺的植物多带有一种"锋锐之气"。倘若用铁器经常煮、碾或敲这类植物，铁物很容易就报废。可见这类带有"锋锐之气"的植物能使坚硬的铁物，即金属的能量化为"棉纸柔"。枣树的"锐气"虽然没有那么厉害，但一定程度上也具有这种特性。若想枣子结得好，在枣树开花以后、结果之前，要拿刀对着枣树乱砍一阵，这样结出来的果实就又肥又润，而且质地、纹理都很细腻。根据五行原理，"金克木"，即一般的树木不太能够忍受刀斧之伤，而枣树在刀斧的锋锐之气下却能够结出肥润的果实，可见对枣树而言，锋锐之气能变成一种生长的动力。古人据此推测出枣树能够将刚硬、峻猛的能量化为一种较为阴柔、滋养的能量。除此之外，大枣是一种榨不出汁的果物，最多只能做成枣泥，所以古人又推测出大枣有非常强的"锁水"功能，能够保护住自己体内必需的水分。因此，大枣与甘遂、大戟、芫花同用，在进入人体以后，发挥两个方面的功能：一方面帮助人体保住自身有用的水分，以免那些峻下逐水药不分青红皂白把机体自身必需的水分也排出体外；另一方面，大枣可以在一定程度上缓和那些逐水药物的峻猛之性，以免损伤人体。但由于峻下逐水药不仅性猛且药物数量多，所以大枣的用量必须要大，故用到十枚，这也是十枣汤的方名来历。

那大枣除了能缓和药性外，还有没有其他用途呢？其实，大枣是一味药食果三用品，新鲜时常作为果品，香甜美味可口；干品可以药食两用，是一味常用的性质平和的补品，常用于平时的养生保健和病后体虚的调养。大枣性味甘平，主要作用于心脾两经，具有补益气血、养心健

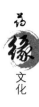

脾的作用，用于治疗气血不足、心脾两虚的病证。

1. 脾胃虚弱　本证表现为食欲不振、四肢倦怠、神疲乏力等。大枣味甘入脾，自古以来就被认为是"五果"中的脾果，专于补益脾胃，所以对于脾胃虚弱病证具有较好的治疗和调养作用。而且大枣可以保护脾胃，在一些对脾胃有刺激或损伤的药物中常常配伍大枣。

2. 气血两虚　本证表现为血虚萎黄、神疲乏力、月经量少等。这也是大枣很常见的适应证，任何疾病只要出现气血两虚的表现就可以用大枣治疗，如贫血、肿瘤病人放化疗以后等。其特点在于性质平和，可以长期服用，既能直接补益气血，又能通过健脾开胃而生养气血。

3. 心神不安　本证表现为心悸失眠、胆怯易惊、记忆力减退、妇女脏躁等。大枣治疗本证与其色红而归于心经，能够补益心血而安神有关。

此外，大枣在一些补养方、调和方中也常常使用，尤其是多与生姜同用。

大枣是一味司空见惯的食物，在药方的配伍世界中也担当着重要的角色。昔日医圣张仲景给一张以逐水为主的方子命名为"十枣汤"时，或许也是为了显现出大枣在此方中的重要性。

大黄甘草汤中用甘草来调和，十枣汤中用大枣来达祛邪而不伤正的目的。古人留给我们的方子中很多都能体现出这样一种祛邪与扶正之间的平衡。有这样一种说法，中医中药不仅仅是治病，更重要的是治人。可以说，在配方的世界中，往往能体现出这样的"人文关怀"。

相反相成的交泰丸

《素问·生气通天论》中记载："阴平阳秘，精神乃治，阴阳离决，精气乃绝。"就人体而言，一个健康的状态就是人处于一种阴阳的相对平衡，反之亦然。当人出现不平衡时，就可以利用中药的药性之偏来纠正人体之偏，使人恢复到一个相对平衡的状态。在此要向大家介绍的就是一张中医名方——交泰丸。交泰丸虽由两味药性相反的药物组成，却能够相反相成而达到疗愈人体的目的。

"交泰"一语，出自《易·泰·象传》。《象》曰："天地交，泰。后以财成天地之道，辅相天地之宜，以左右民。"其中交，指相交；泰，即为通之意。故交泰的含义就是"天地交而万物通也"。天地之形体不能相交，而两者的气却可以相互交通。如《黄帝内经》所言："地气上为云，天气下为雨。"这就是对天地之气互相流动转化的描述。在人体中也存在着这样一组动态平衡，就是心与肾。当心肾之间的相交出现问题时，那就该派交泰丸出马了。

从解剖位置来说，心在上，类比天；肾在下，类比地。从性质上讲，心为火脏，属阳；肾为水脏，属阴。肾水在命门之火的蒸腾下，气化后上升到心来滋养心阴。我们知道，从人出生到死亡，心脏没有一刻停止过跳动，其所含的阳气之充足可想而知，倘若没有肾水的灌溉，心火唯恐独亢。而心脏的阳气一部分能被肾所吸收而成为命门之火，就好比大地能够吸收天的阳气一样。这样心肾之间的互相交流沟通，在人体中形成了一组动态平衡。

在心肾之间还有一种关系——精与神。平时我们对"精神"的叫法已经习以为常，并未认真想过两者之间的区别与联系。其实，在中医学中，"精、气、神"被誉为人体之三宝，其中精为肾所主，神为心所控。因此，精神之间，从本质上讲就是体现了心与肾的关系，肾精是心神的物质基础，而心神又能调节肾精的功能发挥。如果两者关系协调，被称之为心肾相交、阴阳相合、水火相济。反之，则被称之为心肾不交、阴阳不和、水火失济。因此心肾关系在整个人体的生命活动中起着十分重要的作用。

引起心肾不交的原因有很多，其中因人体肾阳不足、命火虚衰而阴寒亢盛，虚阳上浮，导致心火独亢是最为常见的，最为主要的表现就是

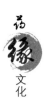

心烦失眠。在治疗上既要温补肾阳又要引导上浮的虚火回归命门，使亢盛的心火下降，如此才能使心肾重新平衡。这时就可以用交泰丸来治疗。

交泰丸的组成就两味药：肉桂和黄连。肉桂辛甘热，黄连苦寒，这一热一寒，一甘一苦，看似完全矛盾的组合究竟如何在人体中发挥作用？难道药效不会相互抵消吗？

肉桂和前文提到的桂枝，是"直系亲属"。桂枝是选用肉桂树的枝条，肉桂则是肉桂树的树皮，且肉桂的辛香之气比桂枝更胜一筹。与桂枝的作用范围不同，肉桂主要作用于中下部，尤其是肾，当其进入人体后，更容易与肾中的命门之火同气相求。当命门之火不足，或为寒气所困时，肉桂就可以补火助阳，驱散寒气。肉桂的另一个作用就是引火归原。当体内为寒邪所困时，命门之火被寒邪所逼无法安守其位，只能在人体中游荡而造成"上火"的症状；同时，肾水没有火的蒸腾也无法上升去滋养心阴，会导致心火过亢。肉桂因与火都具有热性的能量，能够互相感应，在驱散寒气的同时，为"离家出走"的命火扫出一条回家的路。

提到黄连，想必大家都不会陌生。民间有言："哑巴吃黄连，有苦说不出。"可见黄连的苦是出了名的。黄连除了苦之外，其性属寒。那黄连是如何练就苦寒之性的呢？这与它的生长环境和形态特征有一定的关系。

黄连为多年生草本植物黄连的根茎。黄连的根茎结实，较为致密。前文提过根茎中空如麻黄者，多有通利的作用；而根茎结实者，则多有一种固藏之性。黄连凌冬不凋，而其性味苦寒，可见其禀受了冬天的寒凉之性。在冬天，天地显示凋零冰封之象，其实只是天地将部分能量收藏起来，以供来年的长养，而在外显示出一派冰坏的现象。也许黄连的根茎之所以生得结实，多少也禀受了寒冬的收藏之性，而在形态上显示出致密的外观。

黄连是一味苦寒之性显著，又善清心火的药物。其苦寒以泻火热，其固藏之性又可以使上炎的火邪不至于过亢。当心肾不交时，心火亢盛而出现口苦、心烦失眠，就可以用黄连来清泻心火、除烦安神。

此外，黄连还是一味治疗泄泻、痢疾的要药，尤其长于治疗痢疾。因痢疾多是由于湿热之邪积聚肠道所导致，只有祛除大肠湿热才能治愈痢疾及泄泻。黄连苦寒之性甚重，具有很强的燥湿清热作用。诚如金元四大家之一的刘完素言，很多古方均以黄连为治痢之最。现代临床上治疗泄泻常用的黄连素的主要成分就是黄连中的小檗碱。

介绍完肉桂和黄连之后，我们来看一下这两味药物在人体处于心肾不交的状态时，是如何协同作用的。

当心肾不交时，人体的生理循环大致处于一个"天热地冻"的状态。在上的心火亢盛，在下的命门火力不足而相对处于"寒冷状态"。此时，必须引导亢盛的心火下行，使心火不致独亢，命门之火得以补充，从而上下重新回归平衡，恢复心肾相交。肉桂辛热能够长驱直入以补命门之火，可是在上的心火过于炙热，唯恐发生"隔药反应"，即肉桂被心火隔于外，无法下行以祛寒助阳。好比两军相争，一方防守严密，使得另一方无机可乘。在此，大家是否想起了因一个金苹果所引发的特洛伊战争？为了打入敌军内部，黄连在交泰丸中就扮演了那匹特洛伊木马的角色，泻心火的同时，带着肉桂混入体内，直下以补火助阳，并引外越之火归于其位。

中药的配方很有意思，看似两味性味迥异的药，却能够相反相成。这种寒热的药物组合在方药的世界并不少见，比方大黄与附子、黄连与吴茱萸等。古人当初如何格物致知而体悟到这些配伍的规律，我们不得而知，只是寻其踪迹，或多或少都能感觉出古人所追求的一种平衡状态。当体内出现这种寒热失调、阴阳失衡的情况时，根据病机往往就会选用性味相反的药味来纠偏，以调整机体达到一个相对平衡的状态。相反的药物只要配伍得当，不但不会互相牵绊而阻碍疗效，反而能发挥出更大的效果。

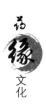

寒热并用的乌梅丸

《黄帝内经》有言:"热者寒之,寒者热之。"即热证用寒凉之药,寒证用温热之药。这一看似简单的法则,在临床实际应用中却可以变化无穷。在临床上,真正单纯的寒证、热证并不多见,更多的则是寒热并存的状态,或外寒内热,或外热内寒(所谓的"寒包火"),或上热下寒,或上寒下热,或寒热互结。因此,在治疗用药上,除了要遵守"寒者热之,热者寒之"的法则以外,更为重要的则需根据寒热错杂的情况而施以寒热同治之法,乌梅丸就是这样的一张方子。

乌梅丸是医圣张仲景《伤寒论》中治疗蛔厥证的方剂,用于因蛔虫所致的胃热肠寒而出现腹痛呕吐,甚则呕吐蛔虫、四肢厥冷等症状,也常用于其他正气不足、寒热错杂的病证。这类病证的特点就在于人体正气不足,病邪深入而出现阴阳不合、寒热错杂。此时,在治疗上单用温热药以除寒则热证更甚,单用寒凉药以治热证则寒证更重,单用补药则邪气难除,单用泻药则正气受损。唯有寒热同治、补泻同施,才能各行其是,全面治疗。乌梅丸就是据此而设。

乌梅丸方由温热的附子、蜀椒、桂枝、细辛、干姜,寒凉的黄连和黄柏,补益气血的当归、人参,以及乌梅组成。全方可谓是寒热并用、攻补兼施,正对寒热错杂、正气不足的病机。能将如此众多的性能功用相反的药物组合在一起各司其职,功劳就在方中所重用的乌梅,这也是方用其名的缘由。

提到乌梅,就不禁会想到三国时期曹操与望梅止渴的典故了,也许读者此时正在分泌唾液而满口生津。乌梅味酸甘,具有养阴生津止渴的作用,也因为酸涩使乌梅还有敛肺止咳、涩肠止泻、安蛔止痛的功效。

自然界的草药同植物一样,离不开阳光雨露和大地营养的供给。诚如明朝缪希雍所说："气为阳，来自天；味为阴，出于地。气由天生，故随四季变化，而有寒热温凉之说；味由地出，故随五行所属，而有酸苦甘辛咸之别。"就是指药物所具有的寒热温凉之性是由气候环境所决定的，而药物所具有的味道则是由大地所提供的营养条件所决定的。中药的五味一部分是根据药物本身具有的味道而定，还有一些则是根据药物所具有的功效特点推测出来的，不同的味道会有不同的功效。味甘者多有补益的效果，如甘草者是；味苦者多有泻火燥湿的功效，如黄芩者是；味辛者多有宣发透散的力量，如辛夷者是；味咸者多能软坚散结，如芒硝者是；而味酸的药物多有收敛的特性，如乌梅者是。接下来我们就以乌梅为例，看看乌梅的生长环境如何使它具有收敛的功效。

乌梅为蔷薇科落叶乔木梅的干燥近成熟果实。梅在冬春之交开花，耐寒开放，"独天下而春"，亦是报喜的象征。梅的果子味酸涩。大家应该都有这样的经历，当吃到酸味较重的东西时，会不自主地把脖子缩起来，五官也会揪在一起。这种生理的反应也提示出味酸之物具有"收敛"的功效，而且有一种能够糅合能量的特性。中医对药物的认识不同于西医，不是太关注一味药含有什么化学成分，更多是从一个形而上的，或者说是能量的层面来认识事物，故有"医者意也"一说。因此，从乌梅的主治功效而言，当肺气不降而咳时，可以敛肺止咳；当大肠传导糟粕的功能失司而出现泄泻时，可以涩肠止泻。"蛔得酸则伏"，即言蛔虫遇到酸味物质时可暂时安伏住，故《本草求真》言："乌梅……入虫则伏"。

回到乌梅丸方中，乌梅为平性药物，寒证、热证均可应用，能够平调阴阳。乌梅还有一个比较特别的作用，就是将体内不相顺接的阴阳糅合到一起。如前所言，乌梅的酸味能够让人的五官、身体等缩成一团，从中可以推测出乌梅具有一种糅合的能量。再来看乌梅丸的组方，辛热与苦寒的药物并用，以针对体内出现的寒热错杂的情况，可以说是治其本；而乌梅能缓冲其中，使性能、功用完全不同的药物发挥各自的功能，将失和的阴阳糅合到一起，从而从根本上治疗复杂的病证。这也是为何

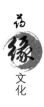

仲景重用乌梅的道理。

关于乌梅丸的组方特点，其实还有很多可以细细推敲和品味的地方，从每一个细节都能感受出古人所追求的一种平衡，如疾病的程度和用药之间的平衡，驱邪与扶正的平衡，药物寒热之间比例的平衡，等等。所以说，开一张中医方子，并不像大家想象的那么简单，绝不是简单的药物堆加，而是有一个非常严密的思辨过程。

孔子曰："吾道一以贯之。"中医作为中国传统文化和哲学背景下所诞生的分支，自然深受影响。孔子的中庸，老子的阴阳之道，都在追求着一种平衡的状态。方剂的应用亦被烙上了深深的印记，待有心人来更多地挖掘吧。

篇 后 记

从"至阴"之地生至阳之物的附子,到南陲之地生同样性热的桂枝,我们不难感受到大地创化万物的神奇!"地势坤,君子以厚德载物",深沉的大地母亲虽默默不语,却也用着特殊的语言与我们交流。附子、黄芩、桂枝,不就是她所书写的最美的文字吗?一段段的传说故事不就是她所记录的最完整的篇章吗?春夏秋冬,四季更迭,从辛夷到款冬,上天也用他自己的方式向我们表达着君子的"自强不息"。可惜真正能读懂自然语言的人并不多!

从荔枝、麻黄到半夏和葛根,大自然通过赋予草药不同的形态特征和生长方式,也赋予其不同的禀性。人类不同的基因表达造就了一个个独立而完整的个体,如同人一样,草药亦是自然之子,在看似纷乱的生长中,其实是用另一种语言在诉说着自然的有序。时间的寒来暑往,空间的天南地北,创化了草药界多姿多彩的个体。一味草药在性味和生长形态上的差异,就是对其所生存空间的一个回应。万事万物的存在都有其自然的安排,其背后都有一个无形的道在主宰着,什么时候春暖花开,什么时候寒天冻地。自然在这生长化收藏中演绎着万物的进化发展,草木植物形态的不同也在这历史进化中产生,而这其中的一个基本规律就是平衡。

从大黄甘草汤、十枣汤到交泰丸和乌梅丸,古人在配伍药物的过程中可谓是深思熟虑。他们追求着一种扶正与祛邪的中庸之道,追求着一

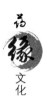
种药物之间相反相成的平衡,处处都体现出一种人文的情怀!

曾想用"鬼斧神工""巧夺天工"来形容大自然的造化之美,却怎么都感觉稍欠滋味,不得不承认,面对自然的能量,我们能做的只有心悦诚服!这是否就是老子说的"道可道,非常道"呢?

上天的好生之德,在为我们提供足够的食粮之外,还为我们人类能够健康成长提供了宝贵的药材,所谓"天生一物则竞一物之用",自然的神来之笔没有一样是多余的,关键在于我们能够读懂她的语言!

跋

书稿至此，告一段落，收笔之际，仍颇感意兴未尽。回想最初自己接受此书撰写任务时的茫然无绪，到如今书稿的成形，不由得陷入沉思之中。

作为"文化大革命"后恢复高考的首届中医院校的学生，从入学至今，转眼已三十余载，可谓弹指一挥间。做学生，当医生，留学，科研，做教师……随着岁月的流逝，角色、身份在不断地变更，唯一不变的就是自己从未离开过钟爱的中医药事业！在传承中医药的历程中，有两件事曾给我留下了难以磨灭的印象。

记得二十余年前，我在英国曼彻斯特大学老年医学研究所做访问学者，在一次与英国的导师交流时，他问我："中药中有没有可以治疗痴呆的药物？"我不假思索地说："当然有。""是不是人参？"他接着问。我说："人参可以治疗老年性痴呆，但不是所有的痴呆。"他非常不解："为什么？"我于是竭尽全力进行解释，一心希望他能明白，可是他的一句问话使我愕然："人参中的什么成分可以治疗老年性痴呆？"我顿时无言以对。

回到国内之后，我在平时的教学、医疗工作中，时常被学生、病人问到有关中药的概念、中药治疗疾病的原理等方面的问题，例如：中药是不是指只生产在中国、应用在中国的植物药？为什么中药当中有一部分是从国外进口的？为什么国外国内都有生产的，在我国属于中药，到了国外就不是中药了呢？古人又是怎么知道中药的药性和功用的？……

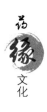

无论是在何种场合,面对何种问题,我都会尽力回答,不厌其烦地解释。可是有时候,这些回答与解释的确显得艰涩苍白,常使人似懂非懂,并不令人十分满意。其实,包括我自己在内,也是对其中的部分问题带着疑惑,甚至为之困扰。

从本质上讲,上述两件事情的核心其实指向同一个问题:中药是什么?我们的中药学教科书中如是定义:"中药是指在中医药理论指导下,用于预防、治疗疾病,并具有康复与保健作用的物质。"毫无疑问,这是一个经典的定义,无可指摘。但问题在于,为什么只有在中国才会产生中医药理论呢?这就涉及产生中医药理论的社会背景及文化基础。换言之,只有从文化的角度去聚焦、解读中药,才有可能从根本上回答以上问题。

纵观中国文化与中医药的历史,我们不难发现它们比肩而行、难解难分的发展轨迹。历史上,中国传统文化曾遭受过三次重大打击,从秦始皇的"焚书坑儒"到提倡"民主"与"科学"的新文化运动,再到上世纪六七十年代的"文化大革命",我们的传统文化在一代又一代中国人心中似乎变得越来越陌生了,而中医药作为传统文化的一个重要组成部分,也似乎只能蜷缩在积满灰尘的角落等待被无情淘汰的命运。然而,历史的发展总会遵循螺旋式向前的规律,任何真正有价值的事物也总会经历否极泰来、革故鼎新。在中医药及传统文化经历了多次磨难之后,今天,人们终于又重新开始重视我国的传统文化和中医中药。当习主席提出"中华优秀传统文化是中华民族的突出优势,是我们最深厚的文化软实力"时,不禁让人感慨,中国传统文化、中医药文化的春天已经到来!

顺应时代的浪潮,上海中医药大学组织编写了这套适用于中医药院校学生的系列中医药通识读本,本书就是这样一本在此背景下应运而生的着重从文化的角度了解、解读中药知识的通俗读物。最初接到任务时,由于自身知识结构的限制,对于究竟应该如何编写此书思绪并不十分清晰，所幸在学校有关专家的论证、帮助及指点下，特别是在倾听了来自沪上众多高校不同专业的师生们对于中药的看法和理解后，在一群青年才俊们的共同参与下，查阅大量资料，历时一年，几番修订，终成此稿。

在此书的编写过程中，随着文化主题的层层深入，我越来越感受到我们祖国优秀的传统文化那无尽的魅力，以及它与中药之间难以割断、千丝万缕的交融与联系，同时自己对于中医药的理解和认识也得到了进一步的升华。由此我不禁深切地体会到，中药与文化本来就是一个难以分割的整体。因为有了中医药的存在，传统文化才得以传承至今而生生不息；也正因为有了五千年历史文化厚重的积淀，我们的中药才能够历经沧桑而熠熠生辉。中医药文化是中国传统文化的一个缩影。从一日三餐的饮食文化、贴近生活的民俗文化，到阳春白雪的诗词联语及文学小说，乃至玄而又玄、众妙之门的古典哲学，中医药文化以一种"润物细无声"的方式诉说着它的存在与价值。可以说，放眼望去，有文化的地方，处处皆能觅到中药的影子。然而，诚如老子所言，"百姓日用而不知"，对于那些生活中最熟悉的东西，我们往往容易忽略其背后所隐藏着的深义。

当然，大象无形，大音希声。我们编写此书的目的并非有意去打扰中药的这种淡然与平静，只是希望能够用最平实的语言和最生动的故事，引领着读者一起轻轻揭开中药文化的神秘面纱，通过文化认识中药，通过中药理解文化。倘若读者在阅读的过程中能够会心一笑道：原来是这么一个理，那也就不枉费我们此番的苦心与付出了！

最后再回到"中药是什么"这个问题，我们会发现，答案是不言而喻的。可以说，文化中包藏着中药，中药中蕴含着文化。中药是中华传统文化的瑰宝，闪耀着中华文明与智慧的璀璨光芒，从中国文化多元性及包容与发展的角度聚焦、解读中药，可以追其根而溯其源，从而更加深入深刻地了解、认识和应用中药，弘扬中药！

杨柏灿

2014 年 9 月